眼睑肿物
超脉冲CO_2激光切除术

Ultrapulse Carbon Dioxide (CO_2)
Laserin Treating Eyelid Lesions

主编·林羡钗

U0263962

SPM
南方传媒

广东科技出版社
全国优秀出版社

·广州·

图书在版编目（CIP）数据

眼睑肿物超脉冲CO_2激光切除术 / 林羡钗主编 . — 广州 : 广东
科技出版社, 2024.2
ISBN 978-7-5359-8197-4

Ⅰ.①眼…　Ⅱ.①林…　Ⅲ.①眼睑疾病—肿瘤—激光—手
术　Ⅳ.①R779.63

中国国家版本馆CIP数据核字（2023）第226303号

眼睑肿物超脉冲CO_2激光切除术

Yanjian Zhongwu Chaomaichong CO₂ Jiguang Qiechushu

出　版　人：严奉强

责任编辑：李　旻

装帧设计：友间文化

责任校对：于强强

责任印制：彭海波

出版发行：广东科技出版社

　　　　　（广州市环市东路水荫路11号　邮政编码：510075）

销售热线：020-37607413

https://www.gdstp.com.cn

E-mail：gdkjbw@nfcb.com.cn

经　　销：广东新华发行集团股份有限公司

印　　刷：广州市彩源印刷有限公司

　　　　　（广州市黄埔区百合三路8号）

规　　格：787 mm×1 092 mm　1/16　印张9.75　字数200千

版　　次：2024年2月第1版
　　　　　2024年2月第1次印刷

定　　价：138.00元

编　委　会

致谢

感谢以下同行在本书编写过程中给予的帮助和鼓励：

赵　静　黄伟锋　李水玲　黄妍荆　王丁巧

刘雪花　陈梅清　刘云明　陈纹湜　肖丽霞

鲁　梦　许丽芹　张雅利　胡星玥　李钰珑

序

很高兴受邀为林羡钗医生新书《眼睑肿物超脉冲CO$_2$激光切除术》作序。

眼的主要生理功能是视觉，而视觉是人类获取外部世界信息与知识最主要的途径。眼除了有生理功能之外，更有美和表达人类感情、文化的重要作用，中国传统文化中成语、诗词、文学作品都有很多关于眼睛美和情的描述。比如"美目盼兮""明眸善睐"；又比如表达感情用"含情脉脉"，赞美善良用"慈眉善目"，赞美女性美用"回眸一笑百媚生"，赞美男性美和智慧用"浓眉大眼""目光敏锐"等。

眼睑作为眼球的重要附属器，其结构较之其他皮肤组织更为复杂，其功能之一是承担对眼球的保护作用，同时对维持眼部和颌面部外观也至关重要。眼睑与全身其他器官或组织相同，也可发生良性或恶性肿瘤，临床上眼睑以良性肿物为多见。一旦发生眼睑肿物，以及随着需要实施眼睑肿物切除，都可能会破坏眼睑和颜面部外观。临床上，治疗眼睑良性肿物的常规方法为手术切除，由于眼睑的特殊性，眼睑肿物切除不但要考虑眼睑组织结构的重建和功能恢复，还要从颜面部美容的角度维护好眼部和颌面部外观。尽管常规手术治疗方式也能达到以上治疗目的，但仍然存在手术创伤大、恢复期长、容易破坏外观等不足。随着激光医学的发展，利用激光能量照射在生物组织上产生的瞬时高度热量凝结、气化、碳化及熔融组织等激光生物作用，已经成为很多临床专科领域新的治疗手段。其中，对浅表肿物，尤其是小肿物的治疗，比较成熟的技术是利用二氧化碳激光器激光对组织的烧灼、切割和气化作用（即"激光刀"的效果）切除肿物，具有治疗简单、快速、组织损伤小和不易影响外观的优势，在眼睑和其他颌面部肿物的治疗中，以及其他医美领域已逐步替代传统切除手术。这种治疗方式在达到切除肿物的同时，也能更好地保证不对患者颜面外观造成影响。

中山大学中山眼科中心是国内最大的眼科专科医院，也是眼病防治全国重点实验室所在单位，一直以与国际同步的高水平眼科医疗技术服务广大眼病患者，中山眼科中心也是国内最早建立眼肿瘤和眼整形亚专科的眼科医院。林羡钗医生是中山眼科中心眼整形科的医疗技术骨干，在眼部整形的临床诊断和治疗，尤其是眼整形手术和激光治疗方面积累了丰富的临床经验，其所在科室自2000年起将超脉冲CO_2激光应用于眼睑肿物的临床治疗。林医生在已治疗的病例中选择了临床常见、且进行了CO_2激光治疗的眼睑良性肿物典型病例50例编撰成书，在介绍眼睑解剖、眼睑肿物分类、临床表现和病理特征、CO_2激光治疗方法的基础上，重点就每一病例的临床特点、CO_2激光治疗技术和疗效予以说明，并配以高清的眼睑和颜面外观图片，可使读者一目了然。本书是一部对眼科、尤其是眼肿瘤和眼整形亚专科医生有指导意义的专业图书。相信本书的出版，一定会进一步提升眼科和医美领域眼睑肿物的手术治疗水平，更好地满足患者对眼部肿物高水平医疗服务的需求。

中山大学中山眼科中心

2023.12

前 言

　　眼居五官之首，是容貌美的重点和中心部位。眼睑是眼球的保护结构，对维持眼球正常生理功能具有重要意义，同时对维持眼部外观也至关重要。随着我国经济的发展和人民生活水平的普遍提高，人们对美的追求也越来越高。因此，眼睑疾病的治疗不仅需要考虑治疗异常病变、改善眼睑功能，而且应该尽可能地精细、微创，从而达到治疗创伤小、眼睑外观形态良好的目标。

　　眼睑肿物的治疗也不例外。眼睑肿物是眼睑常见的疾病类型，手术切除是最主要的传统治疗手段，而这将不可避免地引起手术瘢痕、影响眼睑形态等。尤其对于眼睑良性肿物，患者的主要诉求是去除肿物、改善外观，往往很难接受治疗本身对外观的不良影响。

　　随着医学科学的进步，激光、射频、超声刀等各种新技术的出现为眼整形外科的发展创造了条件，新技术、新方法既为疾病的治疗提供了新的选择，而且应用于眼睑肿物的治疗时还能缩短治疗操作时间及治疗后的恢复时间，减轻患者的痛苦，减少术后瘢痕的形成，减少眼睑畸形的发生。

　　笔者所在的中山大学中山眼科中心眼整形泪道科自2000年起将超脉冲CO_2激光应用于眼睑肿物的临床治疗，迄今使用激光治疗眼睑良性肿物患者2 000余例，复发率低、术后恢复快、眼睑形态好，取得了令人满意的效果。本书选择了其中的典型病例50例，涵盖各种临床常见的眼睑良性肿物类型，以期为读者进行眼睑肿物激光治疗提供参考和帮助。

　　由于水平所限，书中难免有不足之处，还望各位同道批评指正，以期再版时进一步完善。

主编

2023年10月

目录

概　述

本节将简要回顾与眼睑肿物诊治相关的眼睑解剖结构、眼睑肿物的基础知识和CO_2激光的背景知识。

一、眼睑的应用解剖

眼睑分为上、下眼睑，覆盖于眼球前方，是保护眼球的重要结构。眼睑共由5层组织构成，由浅及深依次是皮肤、皮下组织、肌肉、睑板和睑结膜。眼睑的游离缘称为睑缘，是眼睑皮肤与睑结膜的交接处。成人睑缘长约30 mm，厚约2 mm，分为前后两唇，前唇钝圆，后唇呈直角与眼球表面接触。睑缘后唇是皮肤与结膜的移行处，是肿物的好发部位。以睑缘灰线为界，眼睑可以分为前层和后层，前层包括皮肤、皮下组织和眼轮匝肌，后层为睑板和睑结膜。睫毛毛囊位于睑缘灰线前层皮下组织内。

眼睑的皮肤是人体全身皮肤中最薄的部位，其厚度为0.25～0.55 mm，由表皮层和真皮层构成。在眼睑做激光治疗时需选择热能损伤深度较浅的激光类型和较低的能量，避免激光能量累及深层真皮，尽量减少瘢痕的形成。表皮层包含6～7层复层鳞状上皮。眼睑皮肤表皮角化少，易受日光照射、紫外线等因素影响，使眼睑好发上皮源性肿物。眼睑内眦的皮肤含有散在的单细胞性皮脂腺，该皮脂腺与眼睑黄色瘤的发生有关。

睑板由致密的纤维组织构成，对眼睑起支持作用。上睑板宽大，中央最宽处达7～8 mm，下睑板较窄，宽3～5 mm。睑板厚约1 mm，其中分布着垂直睑缘紧密排列的睑板腺（上睑有30～40个，下睑有20～30个）。睑板腺属于皮脂腺，分泌脂质形成泪膜的脂质层，对减少泪液的蒸发、维持泪膜的稳定起重要作用。由于外伤、肿瘤手术等原因造成的眼睑缺损，不仅影响眼睑的形态和对眼球的保护作用，而且因睑板腺的损伤容易导致干眼症的发生。

上、下睑睑缘近内眦处各有一泪小点，是泪道系统的起始部。每一泪小点均包绕着弹性纤维和眼轮匝肌纤维，具有括约肌的作用。泪小管与泪小点延续，位于上、下睑缘的后缘。毗邻泪小点的眼睑肿物在治疗时需要关注对泪小点、泪小管的保护，以免泪道损伤导致长期溢泪。

二、眼睑肿物的分类及临床表现

眼睑肿物根据肿物的性质分为良性肿物和恶性肿物，根据肿物的组织学构成可以分为上皮源性、色素性、血管性、眼睑黄色瘤。大多数眼睑良性肿物对眼睑的功能影响不大，患者治疗良性肿物的主要诉求是美容效果。

·眼睑良性肿物

（一）眼睑良性上皮源性肿物

1. 鳞状细胞乳头状瘤 眼睑最常见的良性上皮源性肿物。好发于睑缘，表面常有角化蛋白痂，呈乳头状隆起，有蒂或无蒂，颜色与邻近眼睑皮肤接近。

组织病理学表现：鳞状上皮过度增生形成乳头状突起，增生的鳞状上皮覆盖纤维血管组织，表面有角化。

2. 脂溢性角化病 常见的表皮良性肿物，是由于皮肤基底细胞增生而形成的病变，组织病理学上表现为病变细胞类似于基底细胞，内含黑色素颗粒。

发病率随着年龄增长而增加，大多发生于40岁以后，故又称老年斑。好发于头皮、面部、躯干、上肢、手背等部位，但不累及掌、跖。开始为淡褐色斑疹或扁平丘疹，随年龄增长而增大，数目增多，直径1～10 mm，边界清楚。有些损害的色素沉着可非常显著，呈深棕色或黑色。本病多无自觉症状，偶有痒感，极少恶变。

3. 眼睑疣 疣是由人类乳头瘤病毒感染引起的一种皮肤表面赘生物。多见于儿童及青年，能自身接种扩散。颜面部常见类型是扁平疣，大多无明显诱因而偶然发生，表现为米粒到绿豆大小扁平隆起的赘生物，浅褐色或正常皮肤色，表面光滑，圆形、椭圆形或多角形，一般多个同时发生。本病多无自觉症状，偶有微痒，可缓慢增大。

4. 汗管瘤　汗管瘤是眼睑常见的良性分泌性肿物，多发生于青春期女性，表现为下睑或者颊部多个蜡黄色结节，1～2 mm大小。数量不一，一般为多发。本病多无自觉症状，但多发时易影响外观，因此患者常有美观方面的诉求。

病理检查可见每个小结节由埋在致密纤维基质内的小管组成，小管内衬上皮细胞，管腔内可包含黏液样物质或者角化蛋白。

（二）眼睑良性色素性肿物

1. 眼睑色素痣　表现为扁平或略高出皮肤表面的色素结节或斑块，好发于眼睑皮肤或睑缘。组织学上可分为：交界痣、皮内痣和复合痣。

交界痣的痣细胞位于表皮和真皮交界处，一般出生后即有，临床表现为扁平、边界清楚、表面光滑的色素斑，颜色或深或浅，以棕色居多。有低度恶变的可能性，当病变短期内突然增大时，应警惕恶变的可能。

皮内痣，最常见的色素痣类型，表现为轻度隆起或半球形的色素结节，颜色从肉色到棕色或黑色，表面可有毛发。痣细胞完全位于真皮内，无恶性趋势。

复合痣多见于先天性痣，表现为轻度隆起、棕黑色斑块，有低度恶性趋势。组织学上痣细胞既分布于交界部，也存在于真皮内。

2. 眼睑分裂痣　又称吻合痣，是先天痣的一种，在胚胎发育到第8周时，睑裂和痣细胞巢同时发育，上、下睑和痣细胞融合在一起。在胚胎5个月时上、下睑分开，痣也同时被分成上、下两部分，形成分裂痣。因此，该病变同时累及上、下眼睑，上、下睑病变颜色、大小、形态基本对称。除累及皮肤外，多波及睑缘和部分睑结膜，在青春期该病变易发生明显增大，显著影响外观，需要积极治疗。

（三）眼睑血管性肿物

眼睑血管性肿物是血管组织先天性发育异常，属于错构瘤的一种，根据组织病理学构成可以分为海绵状血管瘤和毛细血管瘤。海绵状血管瘤是成年人中最常见的良性原发性眼眶血管瘤，但发生在眼睑比较少见。

毛细血管瘤又称为草莓痣，是儿童中最常见的眼睑良性肿瘤。毛细血管瘤具有独特的进展史和消退史，病变一般在出生后1～2周或者出生时即出现，95%的患儿在6个月时会变得更加明显，之后瘤体大小增长比较缓慢，约75%的毛细血管瘤在7岁时会自行消退。

毛细血管瘤的临床表现根据病灶的深度不同而不同。当它接近皮肤表面时，表现为鲜红色或者紫红色，一般略高出皮肤表面。当它在皮下较深的部位时，病灶呈蓝色。

组织病理学上，毛细血管瘤由毛细血管小叶和小叶间纤维组织间隔组成。早期未成熟的病变内皮细胞大，血管腔消失。消退期毛细血管纤维化，管腔消失，小叶被结缔组织和脂肪代替。

由于毛细血管瘤有自行退缩的趋势，因此年龄小于7岁且瘤体较小不影响眼睑功能和遮挡视线者，一般可予观察。如果瘤体持续不消退，可采用局部涂抹肾上腺素受体阻滞剂、瘤体内注射糖皮质激素、冷冻疗法、激光疗法等，也可行手术切除。

（四）眼睑黄色瘤

眼睑黄色瘤属于脂质代谢障碍性皮肤病变，患者多伴有高脂蛋白血症和（或）高胆固醇血症。多见于中老年人，尤其是女性。病灶一般双眼同时发生，好发于上、下眼睑内眦部，上睑更为常见，表现为黄色扁平或者略高出皮肤表面的斑块，可缓慢长大。

组织学显示斑块内包含大量泡沫细胞，泡沫细胞围绕血管和真皮附属器结构。由于病变发生和脂质代谢有关，治疗时需嘱患者注意饮食调配，高脂血症的患者必要时还需进行降血脂的药物治疗。若长期脂质代谢异常，此类病变激光治疗或者手术切除后有较高复发的可能性。

· 眼睑恶性肿物

（一）基底细胞癌

基底细胞癌是眼睑最常见的恶性肿物，占眼睑恶性肿物的85%～90%，其发生可能与长期阳光暴晒或者长期皮肤刺激有关。

本病多见于50～70岁的老年人，男性多于女性。好发于下睑，占50%，内眦受累占25%，上睑为10%～15%，外眦部占5%。初起时，肿物呈微隆起的小结节，缓慢增大后，肿物中央表面出现小溃疡，呈"火山口"状。其基底硬而不平，表面覆盖痂皮或者有色素沉着，边界不清。

基底细胞癌恶性程度较低，很少发生转移。一般局部缓慢地向四周组织浸润，因此只要及时手术治疗可以完全治愈。如果早期未能及时切除，病变可逐渐向周围组织和眶内侵蚀，引起广泛破坏。若患者对放疗敏感，广泛侵袭病变手术切除后可联合放疗。

（二）皮脂腺癌

眼睑皮脂腺癌主要起源于睑板腺，故又称睑板腺癌，在我国眼睑恶性肿物中居第二位，占19.3%～33.3%。多见于中老年女性，好发于上睑。

早期临床表现为眼睑内坚韧的小结节，类似于睑板腺囊肿，以后逐渐增大，睑板弥散性斑块样增厚。睑结膜面相对处呈黄色隆起，表面凹凸不平，眼睑皮肤多为正常。随着病变的进展，有的肿块表面出现溃烂而形成菜花样溃疡，有的直接侵犯眼眶组织，引起眼球突出，少数病例的癌细胞经血液循环转移至肺、肝、脑和骨组织。对于同一部位反复发作的睑板腺囊肿，或者年龄超过40岁的患者，建议行睑板腺囊肿手术时保留组织进行病理检查，以免漏诊睑板腺癌。

（三）鳞状细胞癌

鳞状细胞癌是起源于皮肤或结膜上皮的恶性侵袭性肿物，占眼睑恶性肿物的8%左右，比较少见。好发于皮肤和黏膜交界处，如睑缘。多见于老年人，男性居多。鳞状细胞癌早期表现为皮肤局部隆起的斑块或者结节，不痛不痒。随着病程的发展，肿物逐渐增大，中心常有溃疡，并且溃疡逐渐长大、变深，底面凹凸不平，边缘不规则。

其恶性程度较基底细胞癌高，发展快，肿物不但向表面生长，还向周围组织扩散浸润，损害眼球和眶内组织，还可经淋巴转移至全身。手术切除是主要的治疗方式，并辅以放疗。

（四）恶性黑色素瘤

恶性黑色素瘤占眼睑恶性肿物的1%，虽然发病率较低，但恶性程度高、发展快，容易扩散转移，生存率低。大多数恶性黑色素瘤起源于最初存在的交界痣、复合痣等，少量是自发的。恶性黑色素瘤的预后与肿物侵犯皮肤深度、肿物厚度密切相关。因此，当色素痣在短期内突然发生性状改变，如体积增大、颜色变深、表面破溃出血等异常情况时，应尽早行手术切除联合病理组织学检查，以免漏诊恶性黑色素瘤导致延误诊治而危及生命。

三、CO_2激光在眼睑肿物治疗中的应用

（一）超脉冲CO_2激光

按发射介质的不同，激光可以分为固体激光、气体激光、液体激光以及半导

体激光。超脉冲CO_2激光的激光器发射载体是CO_2，其波长约为10.6 μm，组织穿透深度约230 μm。CO_2激光的主要工作原理是发出的激光能量被靶组织中的水分吸收后产生高热，并产生即刻的气化止血效果，可做切割，也可做烧灼；同时，热量累积刺激皮肤干细胞及胶原重塑，起到紧致皮肤的作用。

由于眼睑是全身皮肤最薄的位置，厚度仅为250～500 μm，CO_2激光的穿透深度不会穿透真皮深层，因此激光治疗后对眼睑皮肤组织的损害轻、瘢痕少。目前超脉冲CO_2激光在全球范围内已成为眼周激光美容治疗的金标准。

（二）眼睑肿物激光治疗的适应证

当眼睑良性肿物影响外观，患者有美容诉求时，可以选择激光切除或者手术切除。而由于激光治疗创面小，更微创，并且治疗后恢复快、不适症状轻，尤其对于累及睑缘和靠近泪小点等特殊位置的肿物，相比手术更具优势。

当肿物性状不典型，怀疑有恶性的可能性时，可以激光切除部分肿物进行病理组织学检查，明确性质后再确定根治的治疗方案。眼睑肿物激光取材可在患者接诊后即刻进行，方便易行；相较于术中取材做冰冻切片，待切片结果回复后再确定手术方案，激光取材先明确病理性质更有助于术前制订合理的手术方案，以及提前与患者充分沟通疾病的预后。

（三）眼睑肿物激光治疗过程

1. 患者资料的准备和保存　填写激光治疗病历，签署激光治疗同意书。所有患者均需保留完整的影像学资料，包括术前、术后的眼外观及眼前段照相。

2. 激光治疗

皮肤的准备：彻底清洁、卸妆，消毒眼睑皮肤。

麻醉：远离睑缘的眼睑肿物，可采用局部外敷利多卡因乳膏进行麻醉，约30 min为宜。接近睑缘的肿物，避免敷用利多卡因乳膏以免入眼后刺激眼球，一般采用眼球表面麻醉联合眼睑注射利多卡因注射液局部浸润麻醉。

治疗参数的选择：根据肿物的质地、大小、深度、累及位置调整激光参数。常规参数包括：能量100～200 mJ，功率1.0～2.0 W（10.0 Hz），光作用时间10 ms，脉冲延迟时间0.1 s。

操作过程：累及或者毗邻睑缘的肿物，在激光治疗时需配备眼科专用角板保护眼球，以免激光损伤眼球。治疗时随时观察治疗区反应，随时调整参数，确保对病变组织进行有效治疗的同时，尽量避免对周围正常组织造成损伤。如果肿物毗邻或者累及泪小点，术中需用泪道冲洗针头进行泪小点和泪小管的定位，监测泪小点或泪小管的完整性，必要时治疗后2周内需要定期行泪小点扩展和冲洗泪道。

（四）眼睑肿物激光治疗的并发症

绝大部分眼睑肿物患者在激光治疗后反应轻，恢复快，瘢痕不明显，但少数患者可能发生以下并发症。

1. **肿物复发**　在激光切除的肿物原来位置处再次发生肿物生长。复发时，要根据复发的严重程度决定下一步治疗方案。如果肿物性状未发生改变，可间隔1个月再重复激光治疗。

2. **瘢痕**　绝大部分患者经眼睑激光治疗后瘢痕反应较轻，但对于肿物体积大、累及深度深的患者，有瘢痕形成的可能。治疗时根据激光治疗反应随时调整激光工作参数，避免过度治疗，也是减少治疗后瘢痕形成的重要因素。

3. **倒睫、乱睫**　眼睑肿物累及睑缘，激光切除肿物时，治疗区睫毛脱落，一般治疗1个月后睫毛会正常长出。偶尔存在睫毛长出时方向异常而摩擦眼球的情况，出现倒睫、乱睫。

4. **色素沉着**　激光治疗后早期应适当避光，严禁强紫外线照射，有助于减少治疗部位色素沉着的发生。

5. **感染**　眼睑肿物激光治疗创面应保持干燥、清洁，通常结痂会在1~2周内自行脱落，感染发生率低。

四、总结与展望

为了满足患者越来越高的审美需求，现代激光技术在眼睑疾病的治疗中得到越来越广泛的应用。激光通过对人体进行"轻度介入"的方式达到整形美容的效果，完美地契合了求美者对"微创"和"操作快捷便利"两大最主要的诉求。本图谱通过翔实的图片和病历资料展示了眼睑常见肿物类型的激光治疗效果和术后常见问题，希望让更多的读者认识和了解激光在眼睑肿物治疗中的优势，从而让更多人从激光技术进步中受益。

色 素 痣

表现为扁平或略高出皮肤表面的色素结节或斑块，好发于眼睑皮肤或睑缘。病史一般表现为稳定或逐渐增大的色素性病灶，病灶可伴有瘙痒、摩擦后出血等症状。临床上需与脂溢性角化病、恶性黑色素瘤、基底细胞癌、皮肤纤维瘤病鉴别。当病灶出现变大、颜色改变、边缘不规则或不清楚、瘙痒、疼痛、出血等症状时，均需要治疗并送病理检查。

本节选取了17个典型色素痣患者病例，大多数因为病灶变大、颜色变深、影响外观来就诊，少数患者因瘙痒、影响视力等原因就诊。所有病例行肿物超脉冲CO_2激光切除治疗，并将切除物送病理检查，病理检查结果均提示眼睑色素痣，符合临床诊断。

在激光治疗过程中，需注意以下几点：

（1）色素性肿物比较容易残留及复发，治疗前要特别注意和患者沟通，取得充分理解同意。

（2）色素痣位于睑缘或靠近睑缘，年龄小的患者在治疗过程中不一定能配合，治疗开始前可使用角板保护眼球。

（3）色素痣包绕或邻近泪小点时，治疗开始前行泪道冲洗，明确泪道情况，放置泪道冲洗针头，进行泪小点和泪小管的定位，实时监测泪小点或泪小管的完整性，治疗结束马上行泪道冲洗，再次确认泪小点及泪小管的完整性。

（4）治疗时，激光束沿着皮肤表面对着色素痣的基底部进行切除，轻轻提起肿物，起到固定肿物并暴露激光治疗区域的作用，切忌大力拉起肿物以免造成肿物变形，经验少的医生会容易切除过深而出现凹陷。

（5）当肿物基底仍有残留时，如残留部分突出皮肤表面，可以继续行激光治疗；如肿物基底部残留，医生需判断肿物可能累及的深度，如估计肿物较深，需停止治疗并告知患者预约下次治疗时间。

（6）当肿物大小超过6 mm×6 mm，或深度超过2 mm时，术前应告知患者肿物需分次治疗，医生术中根据实际情况决定是否一次性切除肿物。当肿物大小超过10 mm×10 mm时，不建议一次性切除，因为当创面过大过深时，往往愈合不良，容易引起术后瘢痕增生及牵拉畸形，特别当肿物位于特殊位置时，如累及泪小点、重睑线等。

（7）当肿物累及睑结膜时，激光治疗后因睑结膜创面摩擦眼表出现刺激症状，为改善刺激症状并避免角膜上皮摩擦并发症的发生，治疗后可即刻佩戴角膜接触镜，2周后取出接触镜。

病例 1

病　　史：患者，女，49岁，右眼下睑长有黑色肿物5年并缓慢变大，颜色变深。

临床诊断：右眼下睑肿物。

病理诊断：右眼眼睑色素痣。

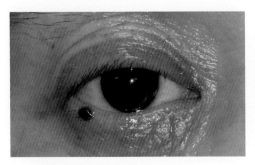 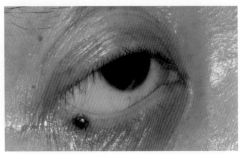

图1-1

激光治疗前，下睑睑缘见黑色肿物，大小约2 mm×2 mm，边缘清楚，累及部分睫毛根部，未累及灰线。

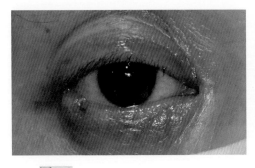 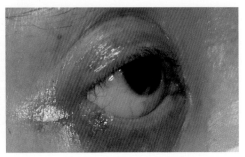

图1-2

激光治疗后即刻。

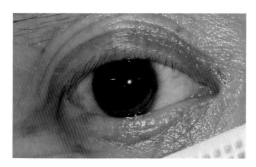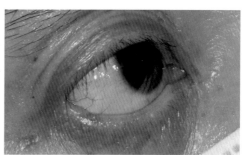

图1-3

激光治疗后1个月，治疗区域局限充血，未见肿物复发，未见明显瘢痕增生，睑缘弧度平滑。

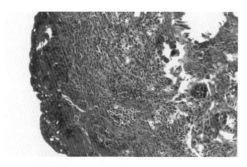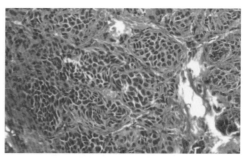

图1-4

激光切除物病理镜下所见：复层鳞状上皮细胞下可见痣细胞巢及散在痣细胞，细胞极性存在，细胞无明显异型。

📋 病例 2

病　　史：患者，女，18岁，自幼左眼下睑长有黑色肿物，近2年肿物逐渐变大。

临床诊断：左眼下睑肿物。

病理诊断：左眼眼睑色素痣。

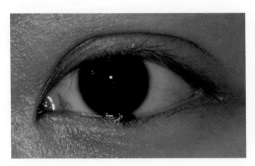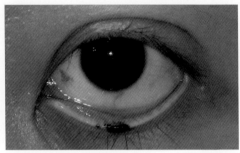

图2-1

激光治疗前，左眼下睑中间见大小约3 mm×3 mm黑色肿物，累及睑结膜约1 mm，边界清楚。肿物鼻侧睑缘可见0.5 mm黑色肿物。

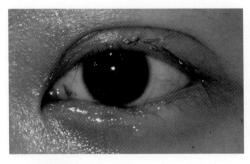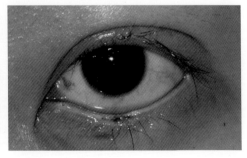

图2-2

激光治疗后即刻。

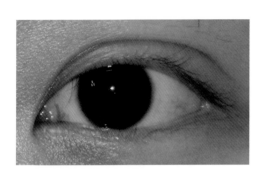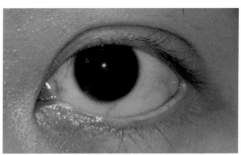

图2-3

激光治疗后1个月，未见肿物复发，未见明显瘢痕增生，睑缘弧度平滑。

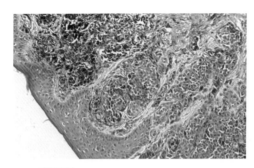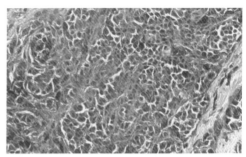

图2-4

激光切除物病理镜下所见：复层鳞状上皮下见痣细胞巢及散在痣细胞，细胞极性存在，细胞无明显异型。

病例 3

病　　史：患者，女，24岁，自出生左眼下睑就长有黑色肿物并逐渐变大。

临床诊断：左眼下睑肿物。

病理诊断：左眼眼睑色素痣。

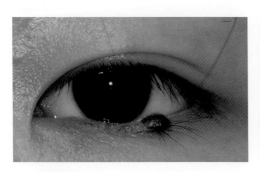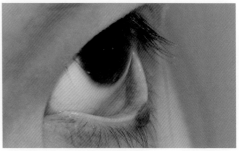

图3-1

激光治疗前，下睑见累及睫毛根部黑色肿物，累及睑结膜约1 mm，大小约4 mm×3 mm，边界清楚。

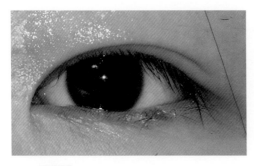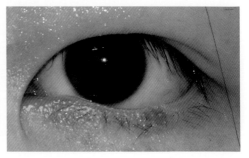

图3-2

激光治疗后即刻。

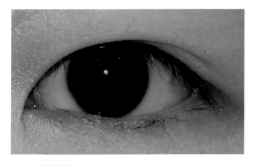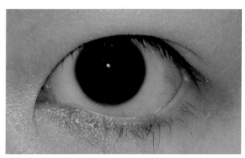

图3-3

激光治疗后1个月，治疗区域稍充血，未见肿物复发，未见明显瘢痕增生，未见倒睫，睑缘弧度平滑。

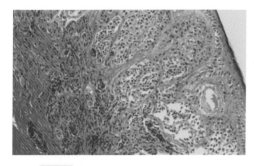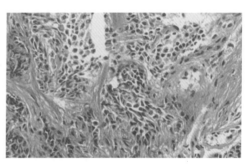

图3-4

激光切除物病理镜下所见：复层鳞状上皮下见痣细胞巢及散在痣细胞，细胞极性存在，细胞无明显异型。

病例 4

病　　史：患者，女，38岁，左眼上睑长有肿物10年并逐渐增大。
临床诊断：左眼上睑肿物。
病理诊断：左眼眼睑色素痣。

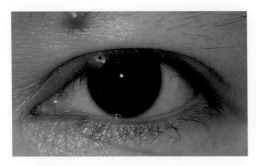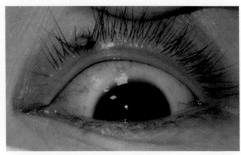

图4-1

激光治疗前，上睑睫毛根部见一肿物，大小约3 mm×3 mm，边界清楚，未累及睑缘。

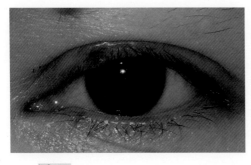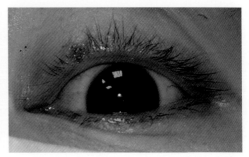

图4-2

激光治疗后即刻。

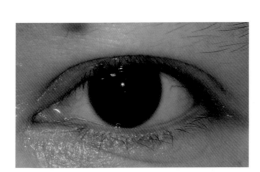
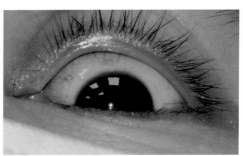

图4-3

激光治疗后1个月,未见肿物复发,未见明显瘢痕增生,未见倒睫。

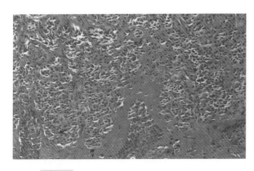
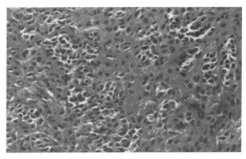

图4-4

激光切除物病理镜下所见:复层鳞状上皮下见痣细胞巢及散在痣细胞,细胞极性存在,细胞无明显异型。

病例 5

病　　史：患者，女，35岁，左眼下睑长有肿物6年，伴有瘙痒2年。

临床诊断：左眼下睑肿物。

病理诊断：左眼眼睑色素痣。

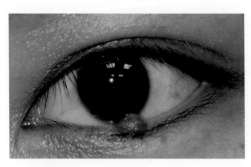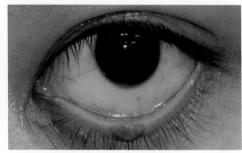

图5-1

激光治疗前，下睑睑缘见一肿物，表面散在色素，大小约3 mm×2 mm，边界清楚，累及部分睫毛根部，累及灰线。

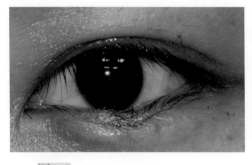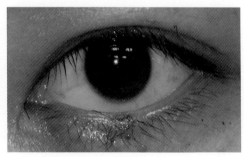

图5-2

激光治疗后即刻。

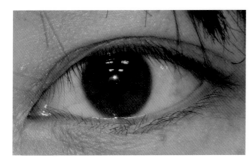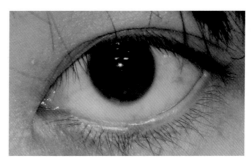

图5-3

激光治疗后1个月，未见肿物复发，未见明显瘢痕增生，未见倒睫，睑缘弧度平滑。

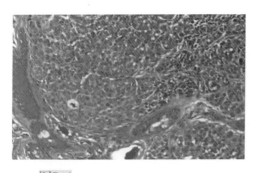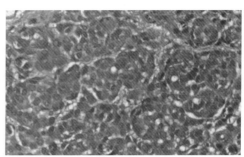

图5-4

激光切除物病理镜下所见：复层鳞状上皮下见痣细胞巢及散在痣细胞，细胞极性存在，细胞无明显异型。

病例 6

病　　史：患者，女，35岁，左眼下睑肿物10年，自觉增大3年，偶有影响视力。

临床诊断：左眼下睑肿物。

病理诊断：左眼眼睑色素痣。

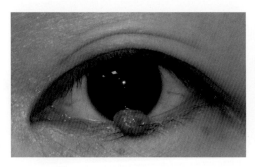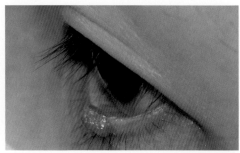

图6-1

激光治疗前，下睑睑缘见一肿物，表面散在色素，大小约4 mm×3 mm，边界清楚，累及睫毛根部，累及灰线。

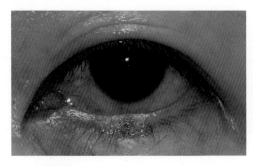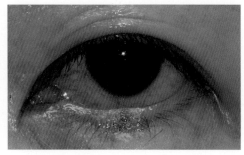

图6-2

激光治疗后即刻。

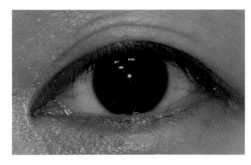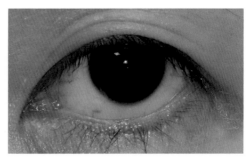

图6-3

激光治疗后1个月，未见肿物复发，未见明显瘢痕增生，未见倒睫，睑缘弧度平滑。

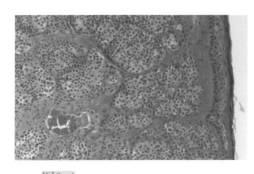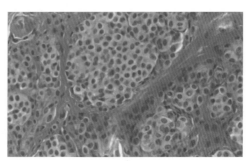

图6-4

激光切除物病理镜下所见：复层鳞状上皮下见痣细胞巢及散在痣细胞，细胞极性存在，细胞无明显异型。

病例 7

病　　史：患者，女，21岁，右眼上睑长有肿物10多年并缓慢变大，近2年伴有异物感。

临床诊断：右眼上睑肿物。

病理诊断：右眼眼睑色素痣。

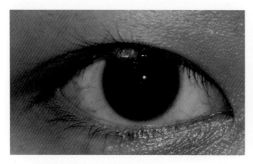 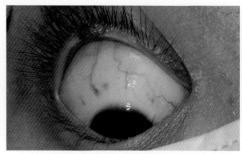

图7-1

激光治疗前，上睑中间睫毛根部见一肿物，大小约3 mm×3 mm，累及灰线，边界清楚。

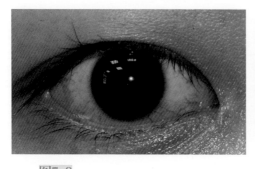 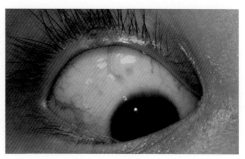

图7-2

激光治疗后即刻。

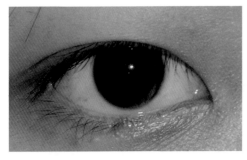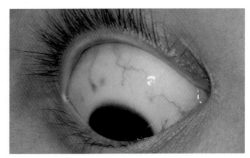

图7-3

激光治疗后1个月，未见肿物复发，未见明显瘢痕增生，未见倒睫，睑缘弧度平滑。

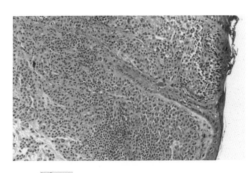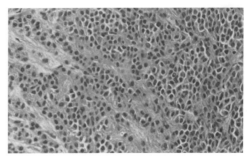

图7-4

激光切除物病理镜下所见：复层鳞状上皮下见痣细胞巢及散在痣细胞，细胞极性存在，细胞无明显异型。

病例 8

病　　史：患者，男，24岁，右眼上睑长有肿物6年并缓慢变大。

临床诊断：右眼上睑肿物。

病理诊断：右眼眼睑色素痣。

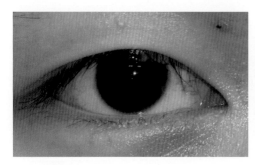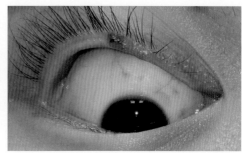

图8-1

激光治疗前，上睑肿物大小约3 mm×2 mm，表面散在色素，累及少量睫毛根部及灰线，边界清楚。

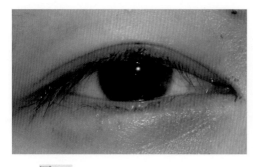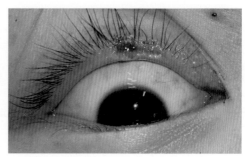

图8-2

激光治疗后即刻。

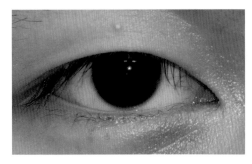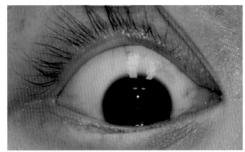

图8-3

激光治疗后1个月，未见肿物复发，未见明显瘢痕增生，未见倒睫，睑缘弧度平滑。

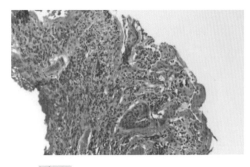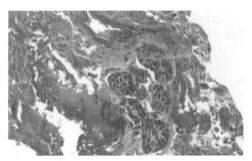

图8-4

激光切除物病理镜下所见：复层鳞状上皮下见痣细胞巢及散在痣细胞，细胞极性存在，细胞无明显异型。

病例 9

病　　史：患者，女，39岁，自出生右眼下睑就长有肿物并逐渐增大，伴有流泪3年。

临床诊断：右眼下睑肿物。

病理诊断：右眼眼睑色素痣。

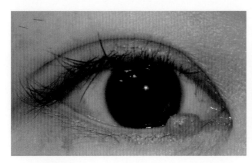 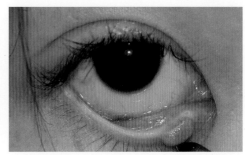

图9-1

激光治疗前，肿物紧邻但未累及下泪小点，大小约4 mm×3 mm，累及睫毛根部及灰线，边界清楚。

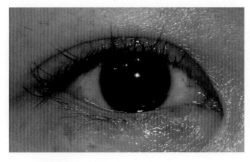 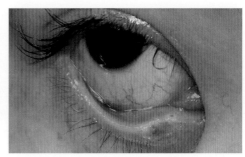

图9-2

激光治疗后即刻。

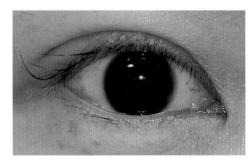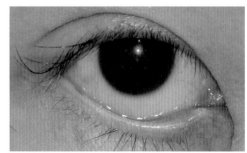

图9-3

　　激光治疗后1个月，未见肿物复发，未见明显瘢痕增生，未见倒睫，睑缘弧度平滑，泪小点位置正确，结构完整。

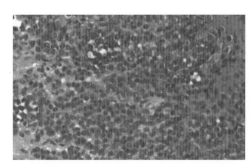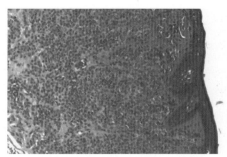

图9-4

　　激光切除物病理镜下所见：复层鳞状上皮下见痣细胞巢及散在痣细胞，细胞极性存在，细胞无明显异型。

病例 10

病　　史：患者，女，30岁，右眼下睑长有肿物10年并逐渐变大。

临床诊断：右眼下睑肿物。

病理诊断：右眼眼睑色素痣。

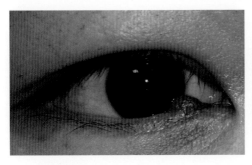
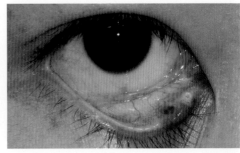

图10-1

激光治疗前，肿物紧邻但未累及下泪小点，累及部分睫毛根部，累及睑结膜约2 mm，大小约4 mm×3 mm，结膜面色素沉着明显，边界清楚。

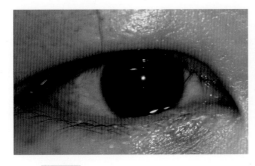
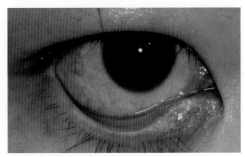

图10-2

激光治疗后即刻。

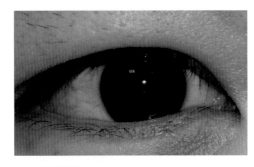
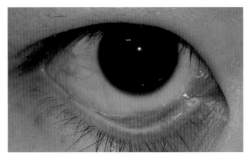

图10-3

激光治疗后1个月，未见肿物复发，未见瘢痕增生牵拉，未见倒睫，睑缘弧度平滑，泪小点位置正确、结构完整。

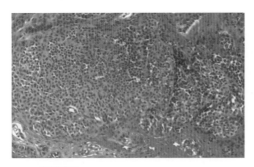
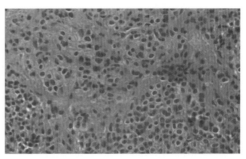

图10-4

激光切除物病理镜下所见：复层鳞状上皮下见痣细胞巢及散在痣细胞，细胞极性存在，细胞无明显异型。

病例 11

病　　史：患者，女，35岁，右眼上睑长有肿物12年，伴瘙痒2年。
临床诊断：右眼上睑肿物。
病理诊断：右眼眼睑色素痣。

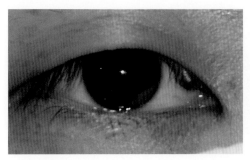
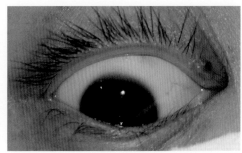

图11-1

激光治疗前，上睑邻近泪小点见一肿物，表面散在色素，累及睫毛根部，未累及灰线，大小约3 mm×3 mm，边界清楚。

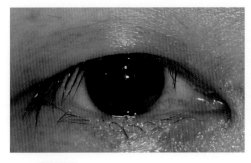
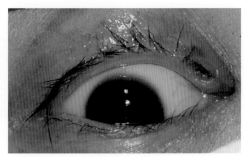

图11-2

激光治疗后即刻。

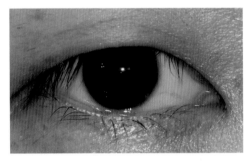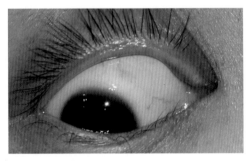

图11-3

激光治疗后1个月，未见肿物复发，未见明显瘢痕增生，未见倒睫，睑缘弧度平滑，泪小点位置正确、结构完整。

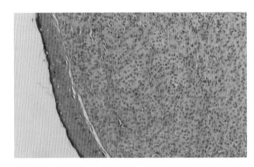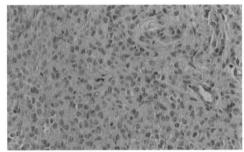

图11-4

激光切除物病理镜下所见：复层鳞状上皮下见痣细胞巢及散在痣细胞，细胞极性存在，细胞无明显异型。

病例 12

病　　　史：患者，女，38岁，左眼下睑长有肿物4年。

临床诊断：左眼下睑肿物。

病理诊断：左眼眼睑色素痣。

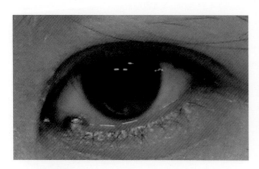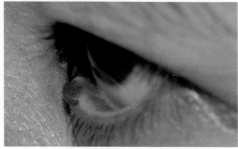

图12-1

下泪小点颞侧长有黑色肿物，大小约3 mm×4 mm，累及下泪小点，累及睑结膜约1 mm，边界清楚。

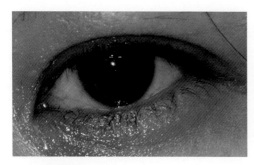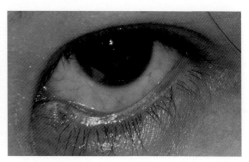

图12-2

激光治疗后即刻。

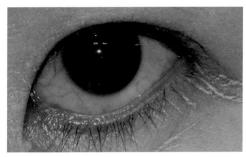

图12-3

　　激光治疗后1个月，未见肿物复发，睑缘弧度平滑，泪小点位置正确，结构完整，无牵拉。

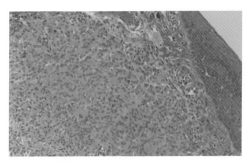
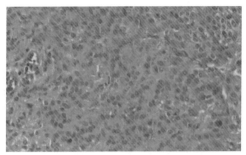

图12-4

　　激光切除物病理镜下所见：复层鳞状上皮下见痣细胞巢及散在痣细胞，细胞极性存在，细胞无明显异型。

病例 13

病　　史：患者，男，31岁，自幼左眼下睑长有色素小肿物，肿物随年龄增
长而变大。2年前在外院行激光治疗1次，治疗后肿物残留并复发
变大。

临床诊断：左眼下睑肿物。

病理诊断：左眼眼睑色素痣。

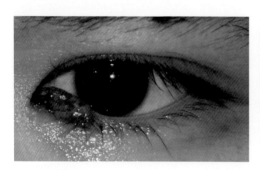 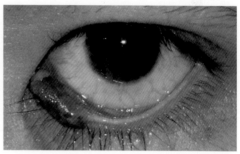

图13-1

激光治疗前，肿物包绕下泪小点，大小约10 mm×4 mm，累及睫毛根部，部分
累及睑结膜约3 mm，边界清楚。

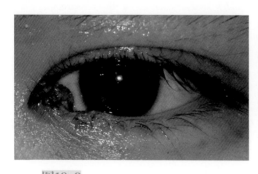 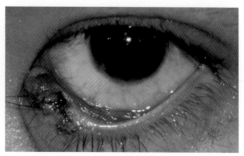

图13-2

第一次激光治疗后即刻。

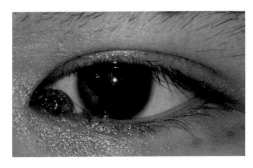

图13-3

第一次激光治疗后1个月。

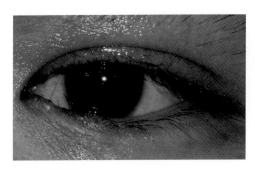
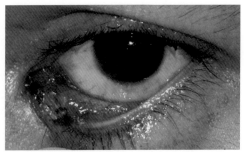

图13-4

第二次激光治疗后即刻。

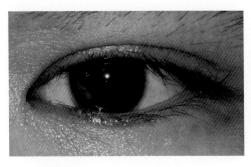

图13-5

第二次激光治疗后1个月。

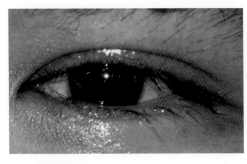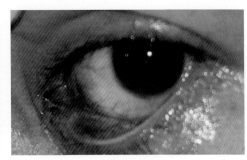

图13-6

第三次激光治疗后即刻。

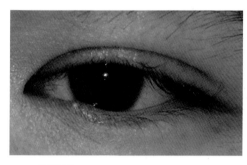
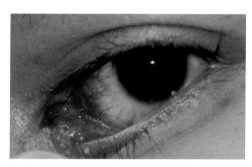

图13-7

第三次激光治疗后1个月，未见肿物复发，未见倒睫，未见明显瘢痕增生，睑缘弧度平滑，泪小点位置正确，结构完整。

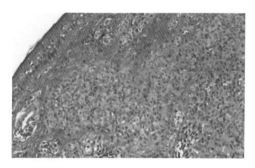
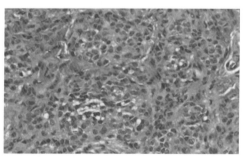

图13-8

激光切除物病理镜下所见：复层鳞状上皮下见痣细胞巢及散在痣细胞，细胞极性存在，细胞无明显异型。

病例 14

病　　史：患者，男，9岁，自出生右眼内眦就长有黑色肿物，肿物近2年逐渐
　　　　　增大。

临床诊断：右眼下睑肿物。

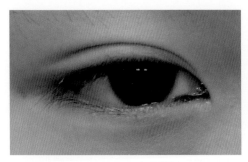 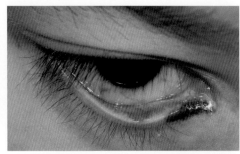

图14-1

　　激光治疗前，上睑见黑色肿物，大小约8 mm×6 mm，边界清楚，累及睫毛根
部，累及睑结膜约2 mm。

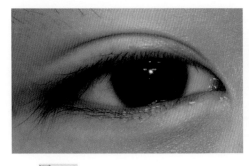 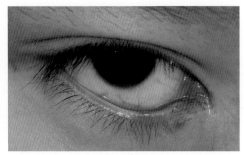

图14-2

激光治疗后即刻。

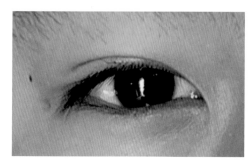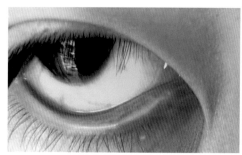

图14-3

激光治疗后1个月，未见肿物复发，未见明显瘢痕增生，睑缘弧度平滑，泪小点位置正确，结构完整。

病例 15

病　　史：患者，女，32岁，右眼上睑长有肿物10年，异物感伴有分泌物增多1年。

临床诊断：右眼上睑肿物。

病理诊断：右眼眼睑色素痣。

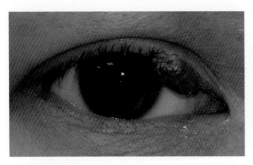 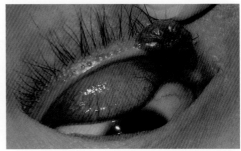

图15-1

激光治疗前，上睑见黑色肿物，大小约8 mm×6 mm，边界清楚，累及睫毛根部，累及睑结膜约2 mm。

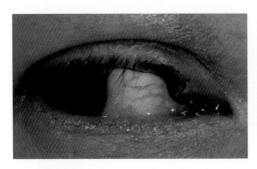 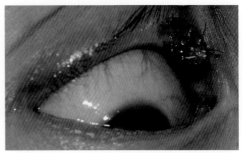

图15-2

第一次激光治疗后即刻。

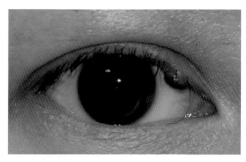
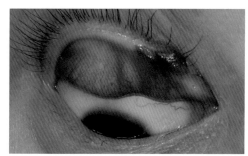

图15-3

第一次激光治疗后1个月。

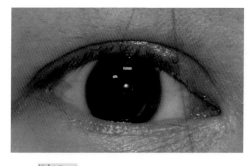
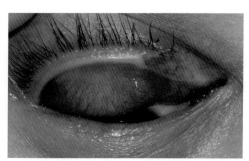

图15-4

第二次激光治疗后即刻。

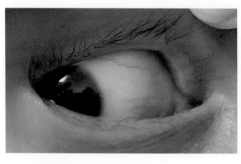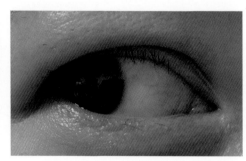

图15-5

　　第二次激光治疗后1个月，未见肿物复发，未见倒睫，未见明显瘢痕增生，睑缘弧度平滑，泪小点位置正确，结构完整。

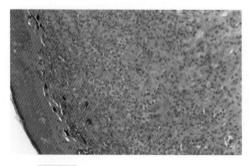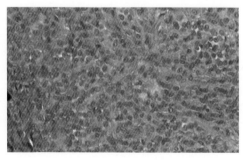

图15-6

　　激光切除物病理镜下所见：复层鳞状上皮下见痣细胞巢及散在痣细胞，细胞极性存在，细胞无明显异型。

病例 16

病　　史：患者，男，25岁，自出生右眼下睑就长有黑色肿物。

临床诊断：右眼下睑肿物。

病理诊断：右眼眼睑色素痣。

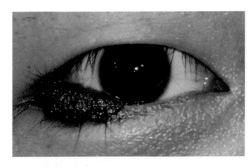
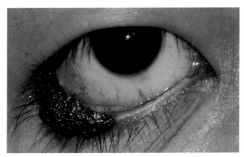

图16-1

激光治疗前，下睑外侧沿着睑缘生长黑色肿物，大小约12 mm×5 mm，边界清楚，累及睫毛根部及睑结膜。

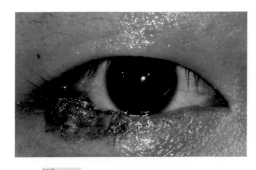
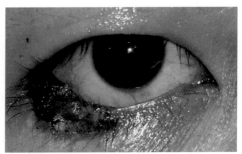

图16-2

第一次激光治疗后即刻。

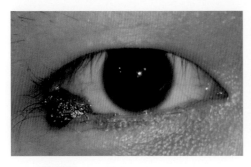

图16-3

第一次激光治疗后1个月。

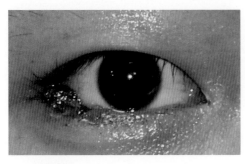

图16-4

第二次激光治疗后即刻。

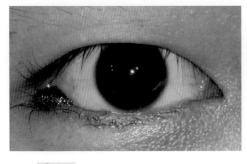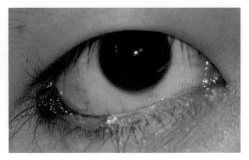

图16-5

第二次激光治疗后1个月。

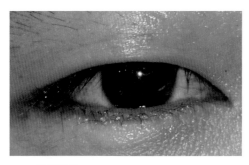

图16-6

第三次激光治疗后即刻。

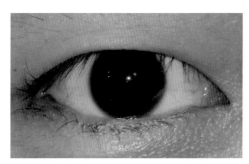

图16-7

第三次激光治疗后1个月。

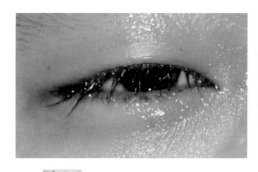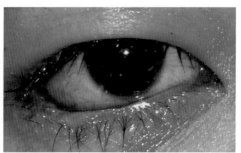

图16-8

第四次激光治疗后即刻。

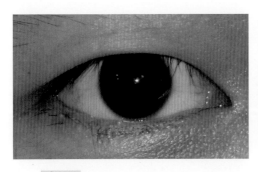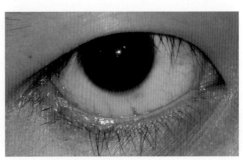

图16-9

第四次激光治疗后1个月，未见肿物复发，未见瘢痕增生，未见睑内、外翻，治疗区域睫毛部分缺失，睑缘弧度平滑。

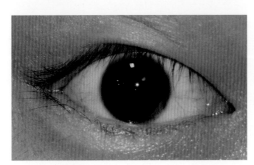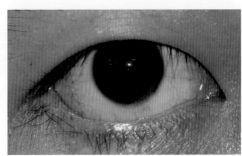

图16-10

治疗后1年复查，未见肿物复发，未见瘢痕增生，未见睑内、外翻，治疗区域睫毛部分缺失，睑缘弧度平滑。

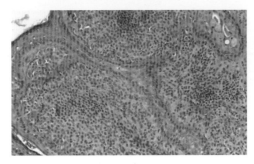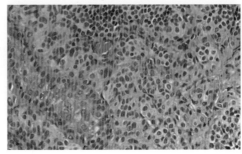

图16-11

激光切除物病理镜下所见：复层鳞状上皮下见痣细胞巢及散在痣细胞，细胞极性存在，细胞无明显异型。

病例 17

病　　史：患者，女，26岁，自幼右眼下睑长有肿物并逐渐变大。

临床诊断：右眼下睑肿物。

病理诊断：右眼眼睑色素痣。

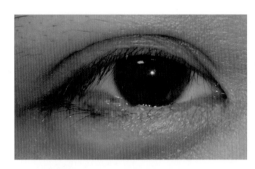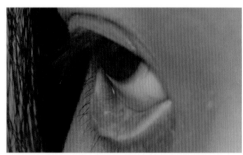

图17-1

激光治疗前，下睑肿物沿着睫毛根部生长，淡红色，表面散在色素，累及睑结膜约1 mm，大小约8 mm×3 mm，边界清楚。

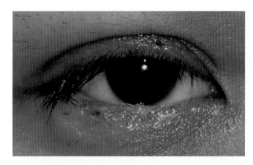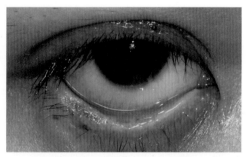

图17-2

第一次激光治疗后即刻。

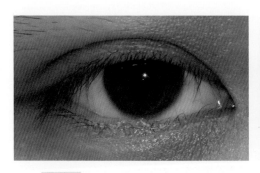
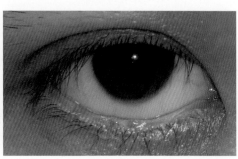

图17-3

第一次激光治疗后1个月，治疗区域睑缘欠平滑。

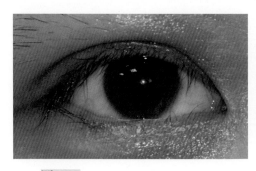
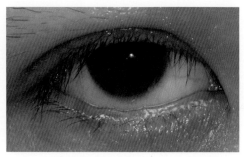

图17-4

第二次激光治疗后即刻。

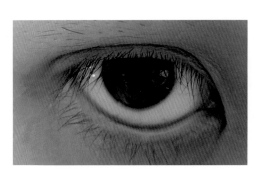

图17-5

　　第二次激光治疗后1个月，未见肿物复发，未见倒睫，未见明显瘢痕增生，睑缘弧度平滑。

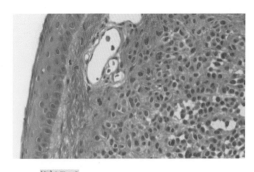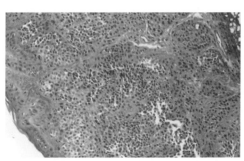

图17-6

　　激光切除物病理镜下所见：复层鳞状上皮下见痣细胞巢及散在痣细胞，细胞极性存在，细胞无明显异型。

色素痣激光切除术后出现倒睫、瘢痕、复发

累及睫毛根部的肿物经激光切除后均可能出现倒睫、乱睫和睫毛缺失风险，如倒睫、乱睫接触眼表引发异物感、结膜充血、角膜上皮缺损、分泌物增多等情况，可考虑拔除倒睫，或对倒睫、乱睫予以射频治疗。

睑缘是皮肤与结膜上皮之间的移行区域，因此睑缘肿物治疗后较少出现瘢痕。皮肤表面肿物在激光治疗后可能出现瘢痕增生及牵拉。可在创面掉痂后使用祛瘢膏，如果增生明显，可予以点阵激光治疗。

激光治疗后肿物残留及复发与肿物的范围、深度以及医生的技术和经验相关，在不引起其他并发症的情况下，尽可能将肿物切除干净。术后交代患者在创面掉痂后观察创面恢复情况，如有明显不平整，色素复发，需及时就诊，可以再次行激光治疗。如患者未发现异常，常规在术后1个月复诊，若医生发现肿物复发，应安排再次激光治疗。

病例　18

病　　史：患者，女，71岁，左眼上睑长有肿物50年。近5年肿物明显增大，
　　　　　影响视力。

临床诊断：右眼上睑肿物。

病理诊断：右眼眼睑色素痣。

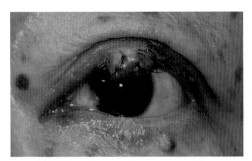
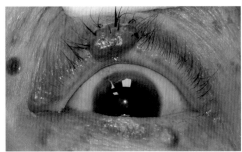

图18-1

激光治疗前，见上睑黑色肿物累及睫毛根部，大小约6 mm×4 mm，未累及
灰线。

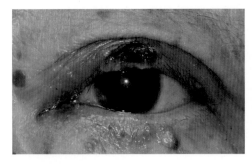
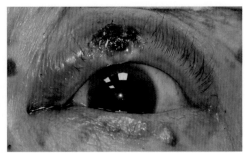

图18-2

激光治疗后即刻。

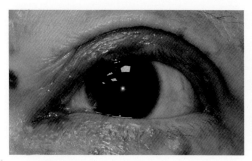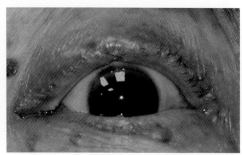

图18-3

激光治疗后1个月，上睑激光区域可见肿物复发，大小约1 mm×1 mm，见倒睫1根。

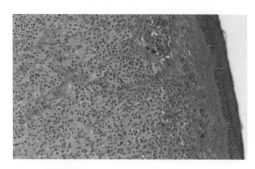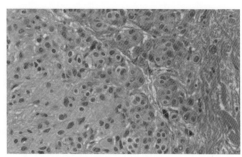

图18-4

激光切除物病理镜下所见：复层鳞状上皮下见痣细胞巢及散在痣细胞，细胞极性存在，细胞无明显异型。

病例 19

病　　史：患者，女，30岁，自幼发现右眼下睑肿物并缓慢生长。

临床诊断：右眼下睑肿物。

病理诊断：右眼眼睑色素痣。

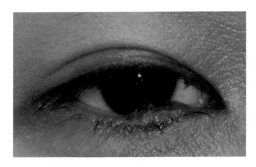
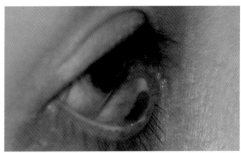

图19-1

激光治疗前，肿物沿着下睑睑缘生长，大小约8 mm×4 mm，累及睫毛根部及睑结膜，边界清楚。

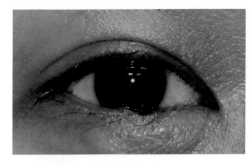
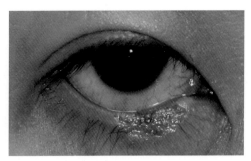

图19-2

激光治疗后即刻。

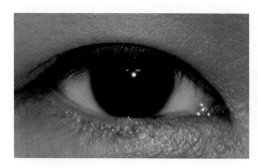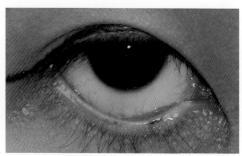

图19-3

激光治疗后1个月，可见色素复发，倒睫1根触及角膜，睑缘弧度平滑。

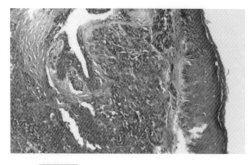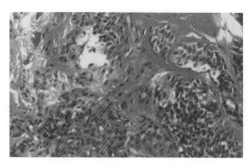

图19-4

激光切除物病理镜下所见：复层鳞状上皮下见痣细胞巢及散在痣细胞，细胞极性存在，细胞无明显异型。

病例 20

病　　史：患者，男，67岁，左眼上睑长有肿物10多年并缓慢增大。

临床诊断：左眼上睑肿物。

病理诊断：左眼眼睑色素痣。

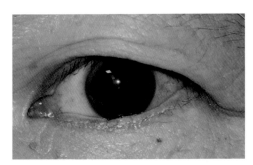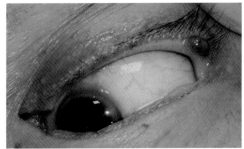

图20-1

激光治疗前，上睑肿物位于睫毛根部，大小约2 mm×2 mm，未累及灰线。

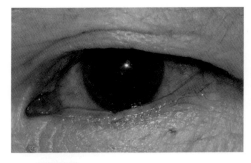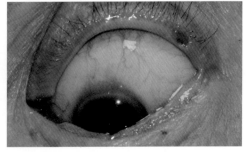

图20-2

激光治疗后即刻。

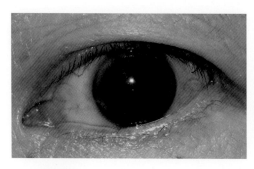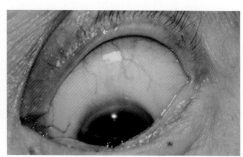

图20-3

激光治疗后1个月，治疗区域少许色素残留，倒睫1根，未触及角膜，无明显瘢痕增生。

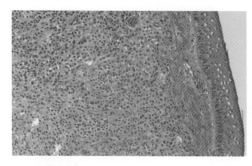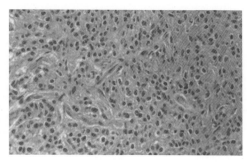

图20-4

激光切除物病理镜下所见：复层鳞状上皮下见痣细胞巢及散在痣细胞，细胞极性存在，细胞无明显异型。

病例 21

病　　史：患者，女，32岁，自幼右眼下睑长有2个肿物。
临床诊断：右眼下睑肿物。
病理诊断：右眼眼睑色素痣。

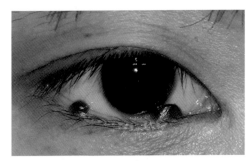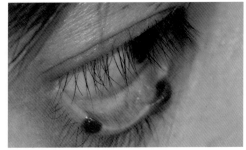

图21-1

激光治疗前，见下睑黑色肿物2个，颞侧肿物大小约3 mm×2 mm，边界清楚，累及部分睫毛根部及灰线；鼻侧肿物约4 mm×3 mm，累及部分睫毛根部，累及睑结膜约2 mm，边界清楚。

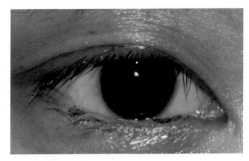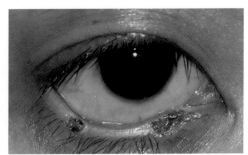

图21-2

激光治疗后即刻。

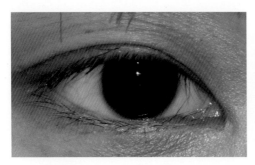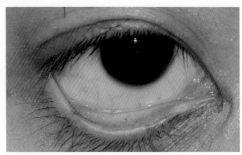

图21-3

激光治疗后1个月，可见肿物残留复发，倒睫2根且触及角膜，睑缘弧度平滑。

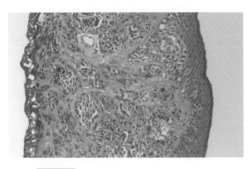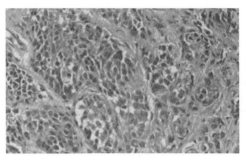

图21-4

激光切除物病理镜下所见：复层鳞状上皮下见痣细胞巢及散在痣细胞，细胞极性存在，细胞无明显异型。

病例 22

病　　史：患者，女，35岁，左眼下睑长有肿物5年。

临床诊断：左眼下睑肿物。

病理诊断：左眼眼睑色素痣。

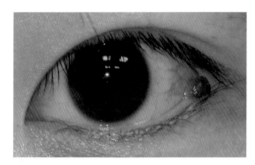
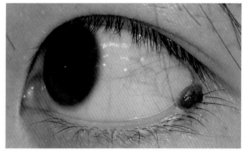

图22-1

激光治疗前，下睑睑缘见黑色肿物，大小约 2 mm×2 mm，边缘清楚，累及部分睫毛根部，累及灰线。

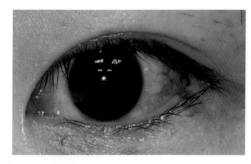
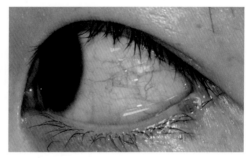

图22-2

激光治疗后即刻。

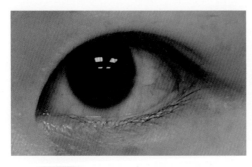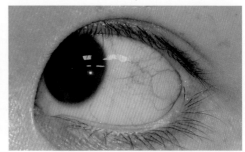

图22-3

激光治疗后1个月，倒睫1根，触及结膜，未见瘢痕增生，未见肿物复发，睑缘弧度平滑。

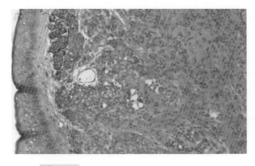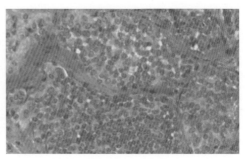

图22-4

激光切除物病理镜下所见：复层鳞状上皮细胞下可见痣细胞巢及散在痣细胞，细胞极性存在，细胞无明显异型。

病例 23

病　　史：患者，女，30岁，左眼下睑长有肿物10年，肿物变大7年。

临床诊断：左眼下睑肿物。

病理诊断：左眼眼睑色素痣。

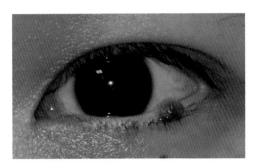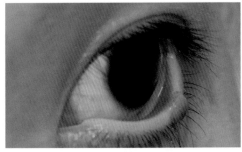

图23-1

激光治疗前，下睑肿物累及睫毛根部，累及睑结膜约1mm，大小约3 mm×2 mm，边界清楚。

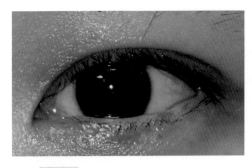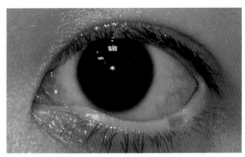

图23-2

激光治疗后即刻。

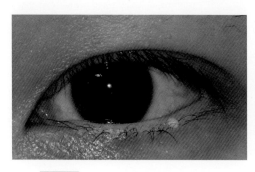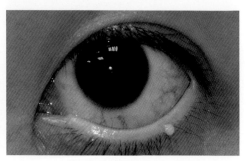

图23-3

激光治疗后1个月，激光治疗区域可见0.5 mm×0.5 mm白色脂质堵塞。

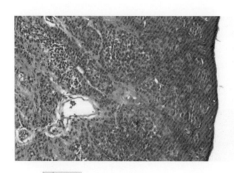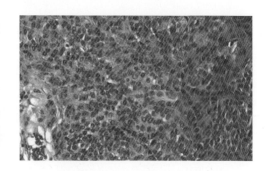

图23-4

激光切除物病理镜下所见：复层鳞状上皮下见痣细胞巢及散在痣细胞，细胞极性存在，细胞无明显异型。

病例 24

病　　史：患者，女，20岁，自出生左眼上睑长有肿物并自觉逐渐增大。肿物偶有压痛，无破溃出血。

临床诊断：左眼上睑肿物。

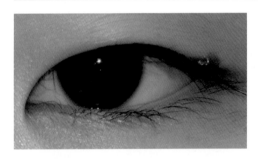
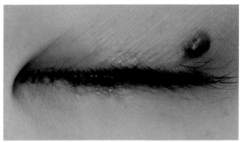

图24-1

激光治疗前，上睑外侧皮肤表面见黑色病灶，大小约3 mm×2 mm，边界清楚。

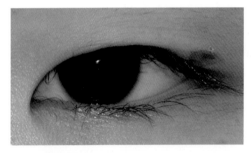
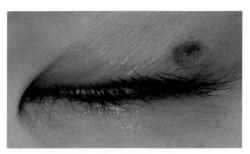

图24-2

激光治疗后即刻。

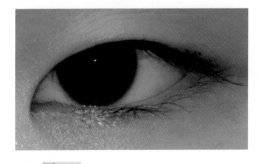
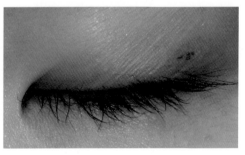

图24-3

激光治疗后1个月，治疗区域可见黑色色素复发，未见明显瘢痕增生。

恶性黑色素瘤，基底细胞癌

对于恶性肿物，激光不是最佳的治疗选择。但是当怀疑肿物有恶性的可能性时，可以激光切除部分肿物进行病理组织学检查，明确性质后再制订根治的治疗方案。但是当肿物不典型，术前并没有考虑恶性肿物，但在切除后对肿物进行病理检查，发现肿物是恶性病变时，常规处理需要再行手术控制性切除。

本科室在开展该术式的6年中，除部分患者拒绝病理检查外，其他病例中有2例，根据患者的症状和体征，临床诊断为眼睑肿物（考虑色素痣），但肿物激光切除术后发现为恶性病变。1例为恶性黑色素瘤，再行控制性切除术后未发现残留；1例为眼睑基底细胞癌，再行控制性切除术后发现1号标本有少量肿瘤组织。这提示切除物行病理检查的必要性，因激光切除并不能确定完全切除病灶，因此激光术后需及时追踪病理结果，如发现异常需及时通知患者行进一步治疗。

📋 **病例** 25

病　　史：患者，女，48岁，右眼下睑长有黑色肿物2个月并逐渐增大。

临床诊断：右眼下睑肿物。

病理诊断：右眼眼睑恶性黑色素瘤。

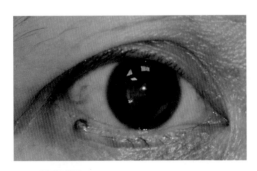
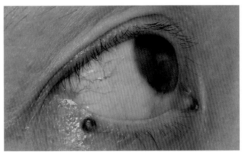

图25-1

激光治疗前，下睑睫毛根部见黑色肿物，表面光滑，边界清楚，大小约
2 mm×2 mm，未累及灰线。

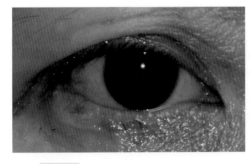
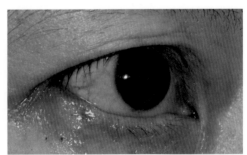

图25-2

激光治疗后即刻。

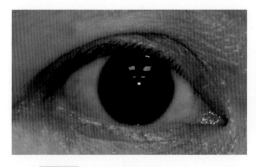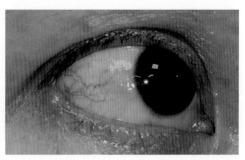

图25-3

激光治疗后1个月。

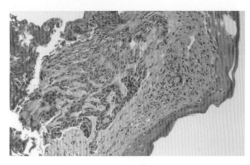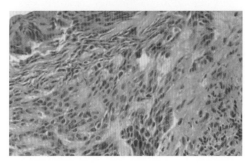

图25-4

激光切除物病理镜下所见：复层鳞状上皮下见瘤细胞呈小巢状排列，部分细胞核稍大，可见核仁，基底可见肿瘤细胞残留。

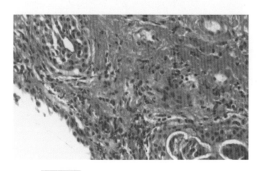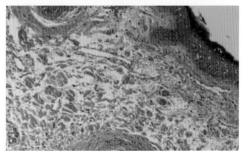

图25-5

激光治疗后1个月行病灶区域手术控制性切除，病理镜下可见：1、2、3、4、5、6号均为纤维组织增生、变性，少量淋巴细胞浸润，未见明显肿瘤组织。

病例 26

病　　史：患者，女，75岁，右眼下睑长有黑色肿物3年。肿物逐渐变大，近
　　　　　几天手抓后出血。
临床诊断：右眼下睑肿物。
病理诊断：右眼眼睑基底细胞癌。

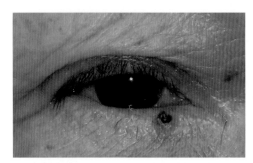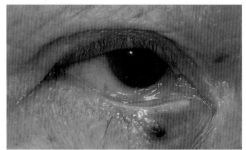

图26-1

激光治疗前，下睑离睑缘约3 mm处见黑色肿物，边界清楚，表面破损，大小约
2 mm×2 mm，未累及睫毛根部。

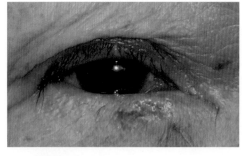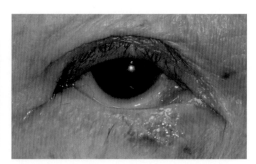

图26-2

激光治疗后即刻。

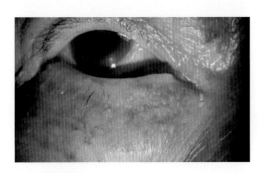

图26-3

激光治疗后2周，治疗区域未见瘢痕增生。

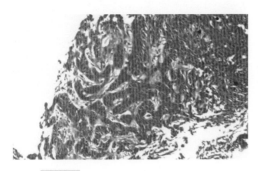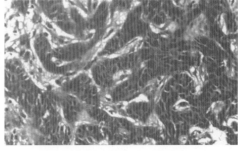

图26-4

激光切除物病理镜下所见：瘤细胞呈巢状排列，细胞短梭形，胞浆较少，胞核椭圆形，有异型，部分周边瘤细胞呈栅栏状排列，基底部可见肿瘤组织残留。

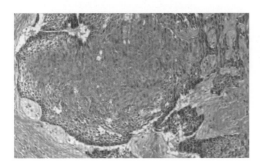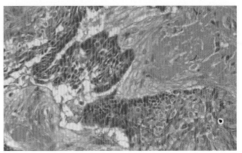

图26-5

激光治疗后1个月行病灶区域手术控制性切除，病理镜下可见：1号见少量肿瘤组织，2、3、4、5、6号未见明显肿瘤组织。

分 裂 痣

该病变同时累及上、下睑，上、下睑的病变颜色、大小、形态基本对称。除累及皮肤外，多波及睑缘和部分睑结膜，在青春期该病变易明显增大，显著影响外观，需要积极治疗。

有学者主张病变分上、下睑行完全手术切除+眼睑成形术，也有学者主张在皮肤表面行肿物手术切除+皮瓣移植术，术后根据恢复情况对睑缘及结膜病变行激光治疗。完全手术切除+眼睑成形术要求病变不能超过眼睑长度的1/2，术后可能出现睑裂变短、眼睑畸形、双眼不对称、睑内翻等并发症。病例28是典型病例，患者下睑行完全病灶切除+眼睑成形术，术后出现下睑内翻、下睑退缩。而采取手术切除+皮瓣移植术联合激光切除的患者，皮瓣移植存在一定的手术风险。

分裂痣病变大，累及上、下睑，本科室采用完全激光切除术需分多次治疗，费用高，也可能存在复发、瘢痕、睫毛缺失、倒睫、乱睫的并发症，激光术前需和患者充分沟通，取得患者的理解和同意。

病例 27

病　　史：患者，女，13岁，自出生左眼眼睑长有黑色肿物。

临床诊断：左眼分裂痣。

病理诊断：左眼眼睑色素痣。

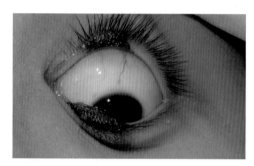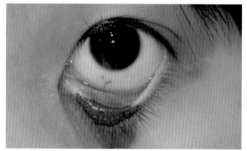

图27-1

激光治疗前，黑色肿物于左眼上、下睑沿着睑缘对称性生长，累及睫毛根部及睑结膜，下睑肿物下方皮肤大片色素，边界清楚。

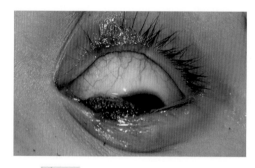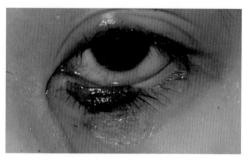

图27-2

第一次激光治疗后即刻。

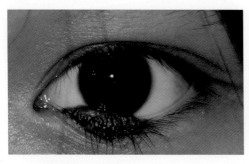

图27-3

第一次激光治疗后1个月。

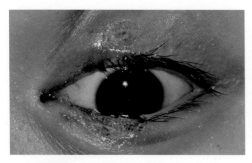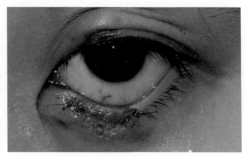

图27-4

第二次激光治疗后即刻。

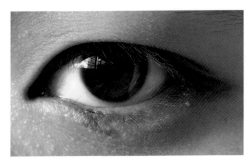
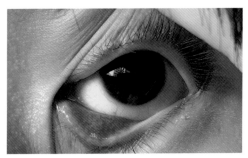

图27-5

第二次激光治疗后1个月，皮肤表面可见散在色素，未见肿物复发，未见明显瘢痕增生及色素沉着，未见睑内、外翻，睫毛稀疏且部分缺失。

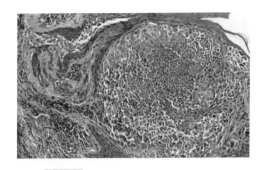
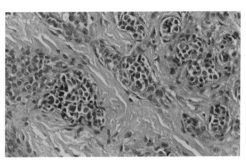

图27-6

激光切除物病理镜下所见：复层鳞状上皮下见痣细胞巢及散在痣细胞，细胞极性存在，细胞无明显异型。

病例 28

病　　史：女，21岁，自幼右眼上、下睑长有黑色肿物并逐渐变大。2年前行右眼下睑肿物手术切除，术后下睑内翻、倒睫。

临床诊断：右眼分裂痣。

病理诊断：右眼眼睑色素痣。

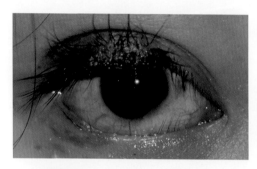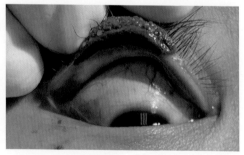

图28-1

激光治疗前，上睑分裂痣大小约12 mm×10 mm，累及睑结膜约2 mm，睑缘至睫毛部分肿物隆起约3 mm，睫毛上方病灶皮肤表面色素增生。下睑外侧内翻、倒睫，下睑退缩，未见明显肿物复发。

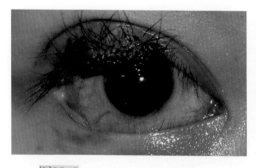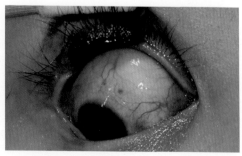

图28-2

第一次激光治疗后即刻。

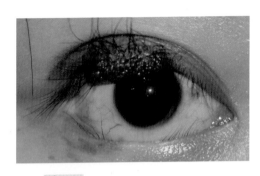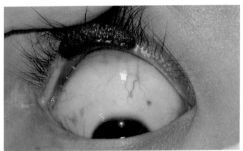

图28-3

第一次激光治疗后1个月。

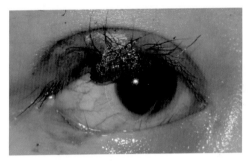

图28-4

第二次激光治疗后即刻。

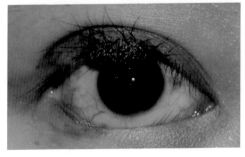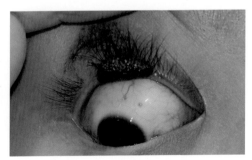

图28-5

第二次激光治疗后1个月。

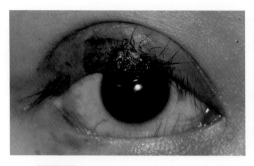

图28-6

第三次激光治疗后即刻。

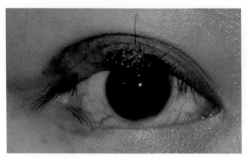

图28-7

第三次激光治疗后1个月。

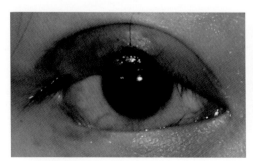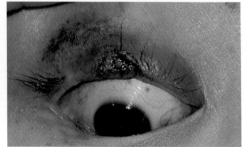

图28-8

第四次激光治疗后即刻。

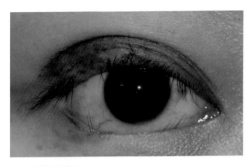

图28-9

第四次激光治疗后1个月。

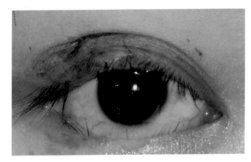

图28-10

第五次激光治疗后即刻。

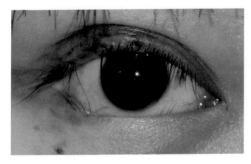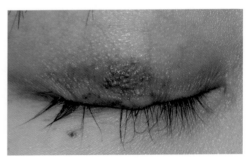

图28-11

第五次激光治疗后1个月。

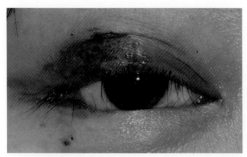

图28-12

第六次激光治疗后即刻。

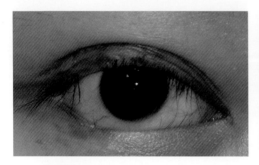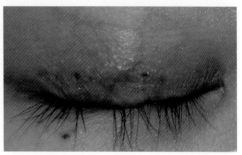

图28-13

第六次激光治疗后1个月。

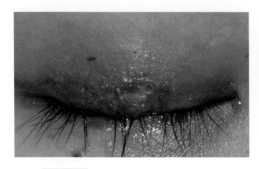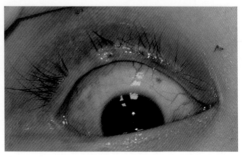

图28-14

第七次激光治疗后即刻。

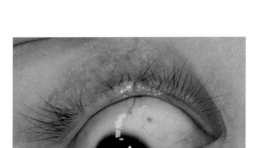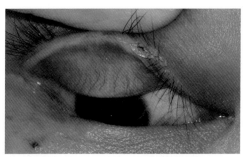

图28-15

　　第七次激光治疗后1个月，肿物基本清除，睑缘弧度平滑，未见明显瘢痕增生，重睑线弧度平滑完整，部分睫毛缺失，数根倒睫但未触及眼球。

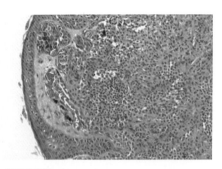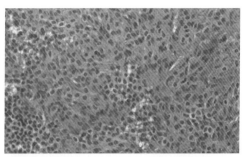

图28-16

　　激光切除物病理镜下所见：复层鳞状上皮下见痣细胞巢及散在痣细胞，细胞极性存在，细胞无明显异型。

病例 29

病　　史：患者，女，52岁。自出生左眼就长有黑色肿物并逐渐变大。

临床诊断：左眼分裂痣。

病理诊断：左眼眼睑色素痣。

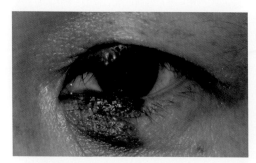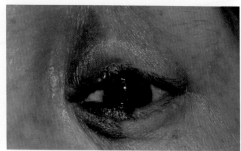

图29-1

激光治疗前，上、下睑对称性黑色肿物，包绕泪小点，累及睑结膜，边界清楚。上睑肿物大小约15 mm×15 mm，下睑肿物大小约15 mm×10 mm。

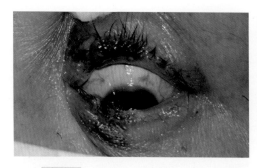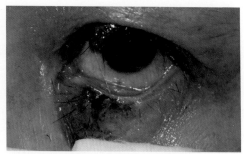

图29-2

第一次激光治疗后即刻。

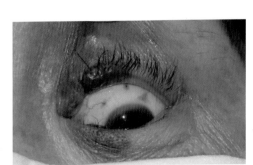

图29-3

第一次激光治疗后1个月。

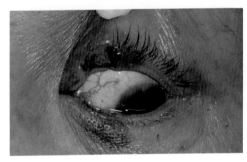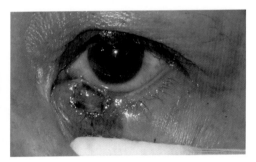

图29-4

第二次激光治疗后即刻。

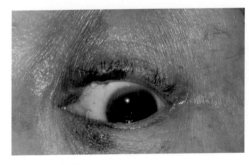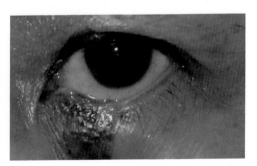

图29-5

第二次激光治疗后1个月。

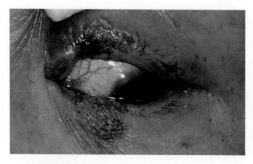

图29-6

第三次激光治疗后即刻。

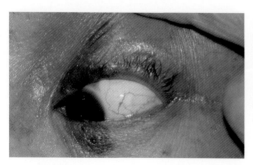
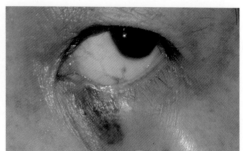

图29-7

第三次激光治疗后1个月。

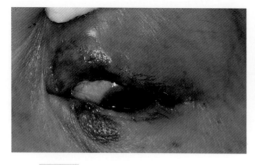
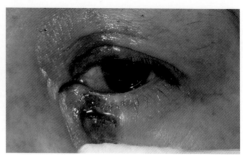

图29-8

第四次激光治疗后即刻。

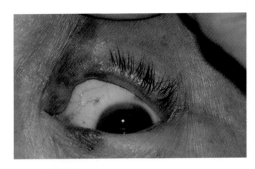

图29-9

第四次激光治疗后1个月。

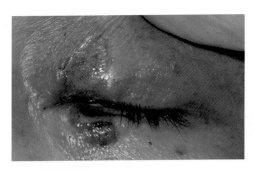
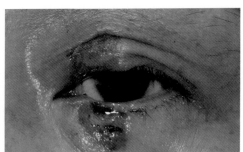

图29-10

第五次激光治疗后即刻。

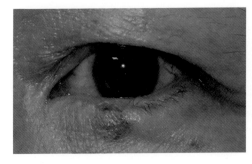
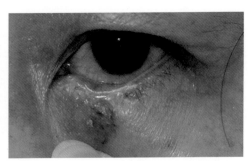

图29-11

第五次激光治疗后1个月。

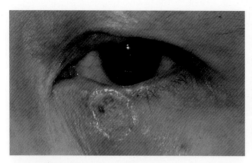

图29-12

第六次激光治疗后即刻。

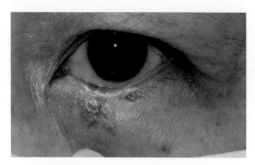

图29-13

第六次激光治疗后1个月。

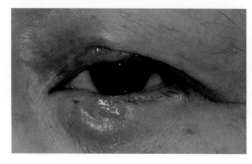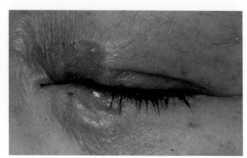

图29-14

第七次激光治疗后即刻。

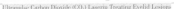
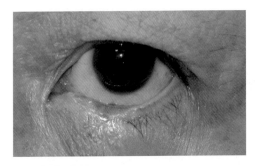
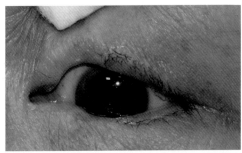

图29-15

第七次激光治疗后1个月未见肿物复发，未见明显瘢痕，睫毛部分缺失，未见睑内、外翻，睑缘弧度平滑。

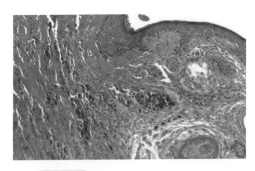
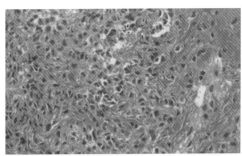

图29-16

激光切除物病理镜下所见：复层鳞状上皮下见痣细胞巢及散在痣细胞，细胞极性存在，细胞无明显异型。

纤维瘤样组织增生

眼睑纤维瘤样组织增生多见于蚊虫叮咬，或受外伤后，由组织异常增生引起，一般为良性病变。大多无须特殊治疗，如有影响外观，引起不适，或影响视功能，可行激光切除，预后良好。

病例 30

病　　史：患者，女，53岁，左眼下睑长有肿物5年并逐渐变大。

临床诊断：左眼下睑肿物。

病理诊断：左眼眼睑纤维瘤样组织增生。

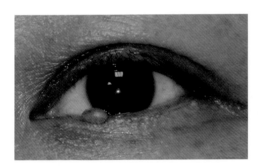
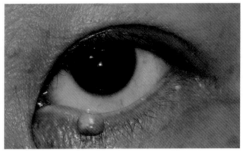

图30-1

下睑睫毛根部见黄色肿物，大小约3 mm×3 mm，边界清楚，累及灰线。

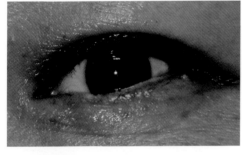
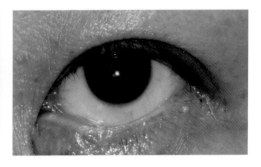

图30-2

激光治疗后即刻。

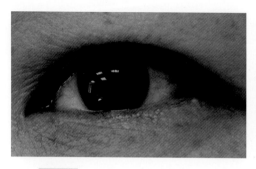
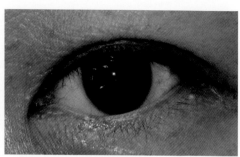

图30-3

激光治疗后1个月，未见肿物复发，未见瘢痕增生，未见倒睫，睑缘弧度平滑。

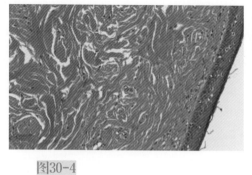
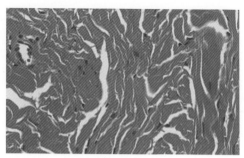

图30-4

激光切除物病理镜下所见：复层鳞状上皮下可见一些增生、变性的胶原纤维。

血 管 瘤

眼睑血管瘤根据组织病理学构成可以分为海绵状血管瘤和毛细血管瘤，海绵状血管瘤是成年人中最常见的良性原发性眼眶血管瘤，但发生在眼睑比较少见。

毛细血管瘤是儿童中最常见的眼睑良性肿瘤。病例31、病例32均是小于7岁的儿童，不仅没有变小迹象，反而逐渐变大，因此需要干预治疗。激光切除术在门诊进行，无须术前检查，手术时间短，可以在局部麻醉下进行，如有复发可多次治疗，因此成为一线治疗选择。

病例 31

病　　史：患者，男，6岁，右眼下睑无明显诱因出现红色肿物4个月。于外院
　　　　　注射平阳霉素3次后无明显缓解，肿物大小无明显变化，无疼痛。

临床诊断：右眼下睑血管瘤。

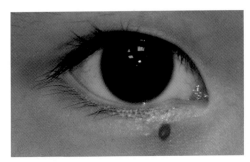 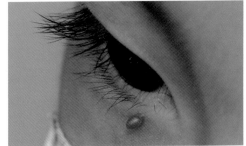

图31-1

激光治疗前，右眼下睑内侧可见大小约2 mm×2 mm红色肿物，边界清楚。

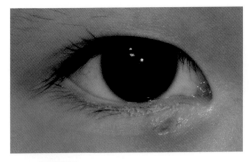 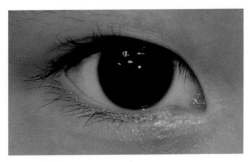

图31-2

激光治疗后即刻。

图31-3

激光治疗后1个月，未见肿物复发，
未见明显瘢痕。

病例 32

病　　史：患者，男，5岁，左眼下睑无明显诱因出现红色肿物1年。肿物颜色逐渐变深，大小无明显变化，无疼痛不适。

临床诊断：左眼下睑血管瘤。

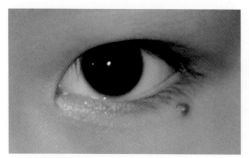 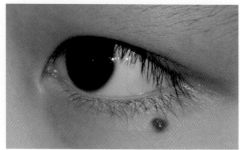

图32-1

激光治疗前，下睑内侧可见大小约2 mm×2 mm红色肿物，边界清楚。

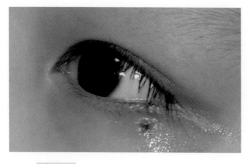 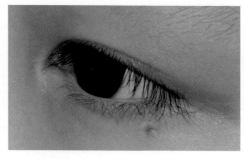

图32-2

激光治疗后即刻。

图32-3

激光治疗后1个月，肿物复发，未见明显瘢痕。

疣

颜面部常见类型是扁平疣，表现为米粒大小到绿豆大小、扁平隆起的赘生物，浅褐色或正常皮色，表面光滑，圆形、椭圆形或多角形，一般多个同时发生。本病多无自觉症状，偶有微痒，可缓慢增大。

病例33是位9岁儿童，眼部卫生情况较差，双眼多发，复发性眼睑疣。病例34眼睑疣的范围、生长方式和速度少见，第一次激光治疗后2周可见疣自未治疗区域往治疗区域生长，这提示我们需在治疗区域掉痂后马上进行再次切除，而且目标治疗区域应尽可能切除干净。

病例 33

病　　史：患者，男，9岁，双眼上、下睑无明显诱因出现散在肿物2年。

临床诊断：双眼上、下睑肿物。

病理诊断：眼睑疣。

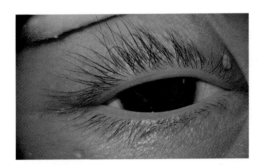
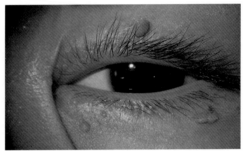

图33-1

激光治疗前，双眼上、下睑散在疣状物，大小不等，边界清楚。

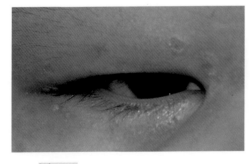
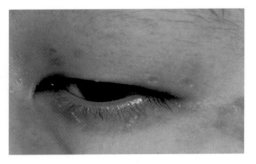

图33-2

激光治疗后即刻。

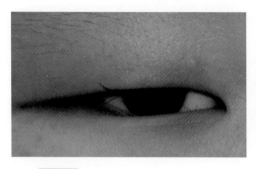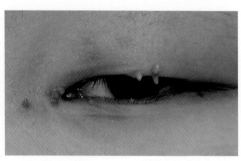

图33-3

　　激光治疗后1年，可见色素沉着，左眼内眦部肿物复发，散在新生肿物，未见瘢痕增生。

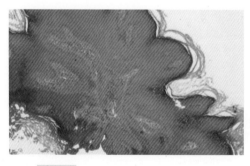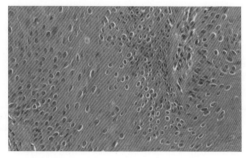

图33-4

　　激光切除物病理镜下所见：复层鳞状上皮乳头状增生，上皮角化不全及角化过度，细胞排列极向存在，少量细胞胞浆空泡状，细胞无明显异型。

病例 34

病　　史：患者，男，18岁，左眼无明显诱因出现上睑片状颗粒样突起4年，范围逐渐变大。

临床诊断：左眼上睑疣。

病理诊断：左眼眼睑疣。

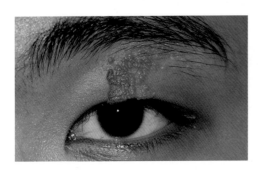
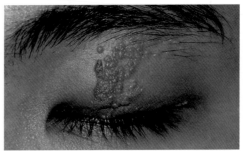

图34-1

激光治疗前，上睑长有自睑缘到眉毛根部的垂直条带病灶，密集颗粒样，范围约 8 mm×20 mm。

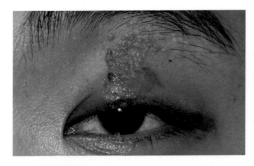
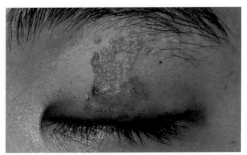

图34-2

第一次激光治疗后即刻。

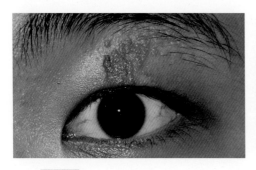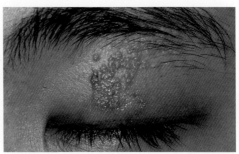

图34-3

第一次激光治疗后20天，可见治疗区与未治疗区交界处肿物复发。

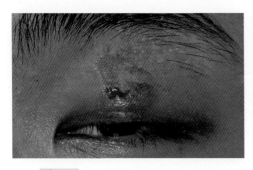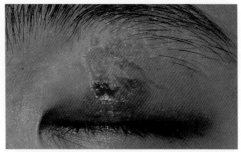

图34-4

第二次激光治疗后即刻。

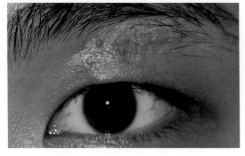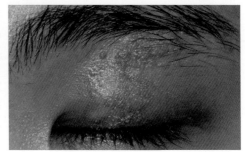

图34-5

第二次激光治疗后15天。

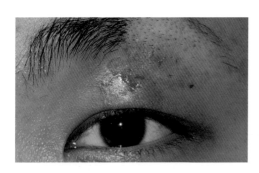
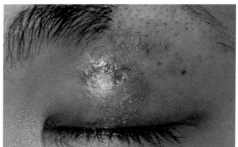

图34-6

第三次激光治疗后即刻。

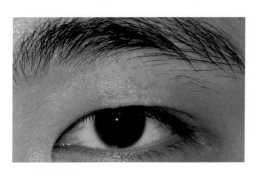
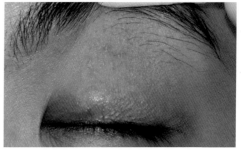

图34-7

第三次激光治疗后3年，未见肿物复发，未见瘢痕增生，未见乱睫。

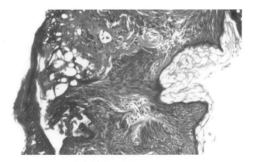
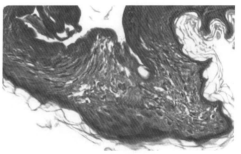

图34-8

激光切除物病理镜下所见：增生、变性的复层鳞状上皮，上皮角化不全、角化过度，少数细胞胞浆可见空泡，核稍增大。

病例 35

病　　史：患者，女，60岁，右眼内眦处皮肤长有肿物3年并逐渐变大。

临床诊断：右眼内眦肿物。

病理诊断：右眼眼睑疣。

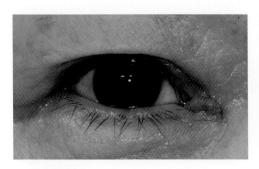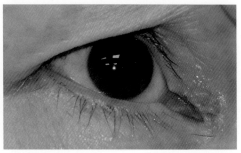

图35-1

激光治疗前，内眦部皮肤见菜花状肿物，大小约5 mm×3 mm，边界清楚。

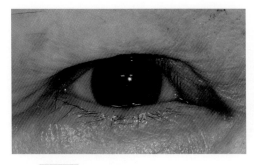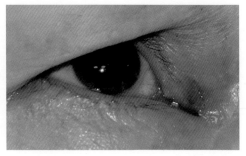

图35-2

激光治疗后即刻。

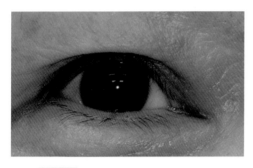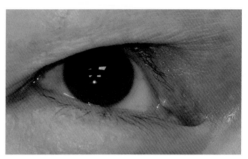

图35-3

激光治疗后1个月，无明显瘢痕增生，未见肿物复发。

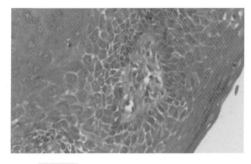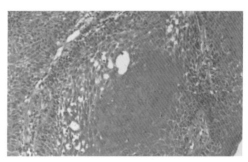

图35-4

激光切除物病理镜下所见：复层鳞状上皮乳头状增生，上皮角化不全及角化过度，细胞排列极向存在，部分细胞无明显异型。

包 涵 囊 肿

表皮包涵囊肿是眼周常见的白色、黄色或透明囊肿，可发生在任何年龄，性别无差异。可能起源于毛囊漏斗部，或外伤后表皮组织植入真皮层。可能有相应部位外伤史，肿块生长缓慢。需与传染性软疣、睑板腺囊肿等鉴别。

病例36至病例38均表现为光滑、圆形、隆起的囊肿。激光切除应尽可能切除整个囊壁，如果保留基底部，需要破坏残留的囊壁组织，减少复发。

病例 36

病　　史：患者，女，60岁，右眼下睑外侧长有水泡1年并逐渐增大。半年前
穿刺排液后1个月复发。

临床诊断：右眼下睑囊肿。

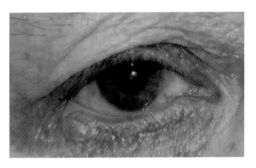

图36-1

激光治疗前，下睑外侧可见水泡样肿
物2个，大小约3 mm×3 mm。

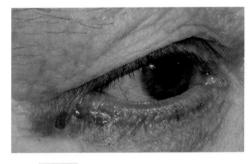

图36-2

激光治疗后即刻。

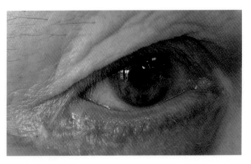

图36-3

激光治疗后1个月，未见肿物复发，
未见瘢痕增生。

病例 37

病　　史：患者，女，73岁，左眼下睑长有黄色肿物5年并逐渐变大。
临床诊断：左眼下睑包涵囊肿。

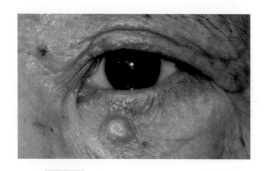

图37-1

激光治疗前，下睑见黄色包涵囊肿样
肿物，大小约5 mm×4 mm，边界清楚。

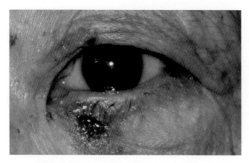

图37-2

激光治疗后即刻。

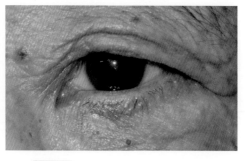

图37-3

激光治疗后1个月，未见肿物复发，
未见明显瘢痕增生。

病例 38

病　　史：患者，女，84岁，右眼颞侧长有肿物4年。
临床诊断：右眼眼睑包涵囊肿。

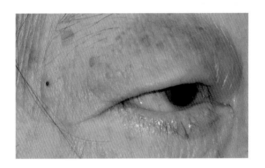

图38-1

激光治疗前，上睑见黑色包涵囊肿样肿物，大小约5 mm×5 mm，边界清楚。

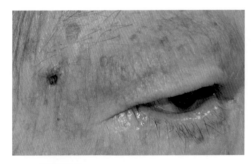

图38-2

激光治疗后即刻。

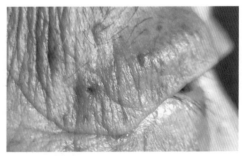

图38-3

激光治疗后1个月，可见肿物复发，未见明显瘢痕。

脂溢性角化病

常见的表皮良性肿物，随着年龄增长逐渐增多，30岁以前少见，多发于脸部、躯干和上肢。肿块大小不一，多发，随着年龄增长可能出现新的病灶，激光切除治疗效果好，术后可能出现色素沉着，需做好皮肤防晒。

病例 39

病　　史：患者，女，40岁，左眼下睑长有肿物1个月并明显变大1周。

临床诊断：左眼下睑肿物。

病理诊断：左眼眼睑脂溢性角化病。

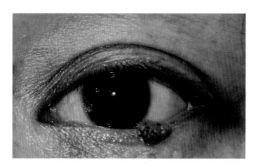
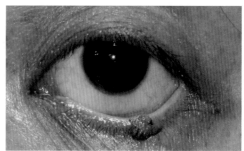

图39-1

激光治疗前，下睑肿物累及睫毛根部，形状不规则，累及睑结膜约1 mm，边界清楚，大小约4 mm×3 mm。

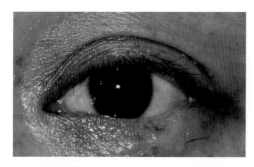
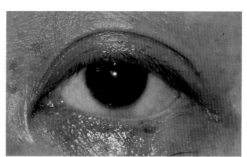

图39-2

激光治疗后即刻。

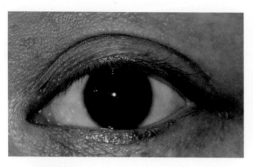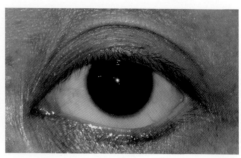

图39-3

激光治疗后1个月，治疗区域稍充血，未见肿物复发，未见倒睫，未见瘢痕增生，睑缘弧度平滑。

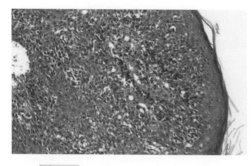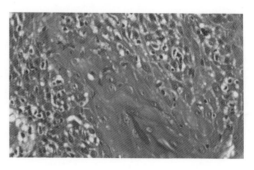

图39-4

激光切除物病理镜下所见：复层鳞状上皮乳头状增生，上皮角化不全及角化过度，细胞排列极向存在，部分细胞无明显异型。

病例 40

病　　史：患者，男，72岁，左眼多发黑色斑块10年。斑块缓慢变大变多，颜色变深。

临床诊断：左眼眼睑脂溢性角化。

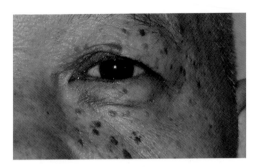
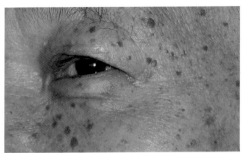

图40-1

激光治疗前，双眼上、下睑多发大小不等黑色斑块。

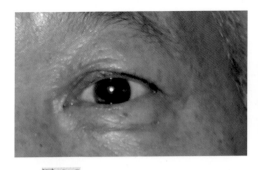
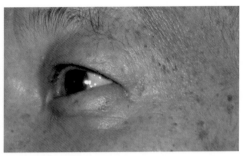

图40-2

激光治疗后1个月，未见瘢痕增生，未见肿物复发，未见色素沉着。

汗　管　瘤

汗管瘤是眼睑常见的良性分泌性肿物，多发生于青春期女性，患者常因下睑出现多个小疙瘩影响外观而就诊。手术切除大量的病灶而不引起明显的瘢痕或睑外翻是一个很大的挑战。激光手术切除病灶也存在复发、瘢痕风险，但是激光切除病灶是原位愈合，创伤小，恢复快，不引起睑外翻，是目前治疗汗管瘤的优先选择。

病例 41

病　　史：患者，女，40岁，双眼下睑无明显诱因出现散在颗粒肿物，并逐渐变多变大。

临床诊断：双眼下睑汗管瘤。

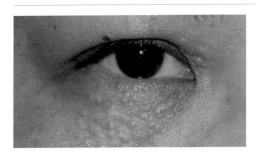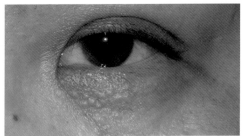

图41-1

激光治疗前，下睑多发散在颗粒样隆起肿物，部分融合，边界清楚。

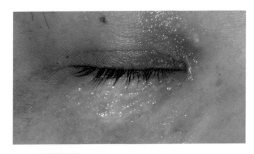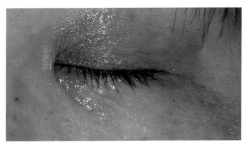

图41-2

激光治疗后即刻。

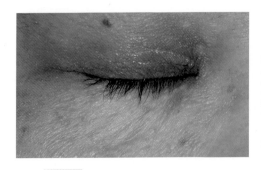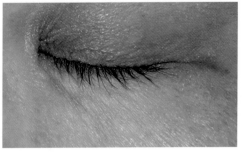

图41-3

激光治疗后1个月，未见肿物复发，未见明显瘢痕增生。

黄色肉芽肿

黄色肉芽肿是一种良性组织细胞增多所引起的皮肤、眼部和眼眶病变，表现为黄色丘疹或结节，目前临床上多行手术切除。我们对2例患者进行激光切除术，术后均未见复发及瘢痕，可在临床上推广。

病例 42

病　　史：患者，男，3岁10个月，左眼下睑长有黄色肿物3周。

临床诊断：左眼下睑黄色肉芽肿。

病理诊断：左眼眼睑幼年性黄色肉芽肿。

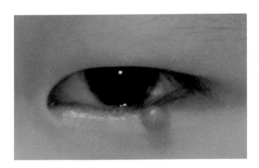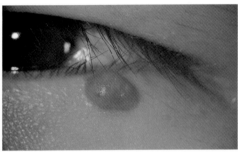

图42-1

激光治疗前，下睑见黄色圆形肿物，边界清楚，大小约3 mm×3 mm。

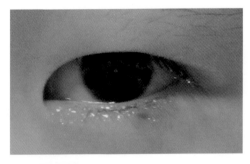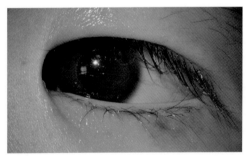

图42-2

激光治疗后即刻。

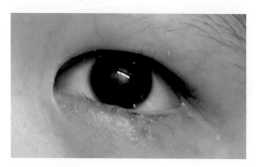
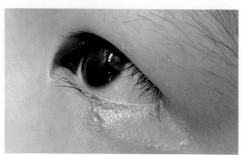

图42-3

激光治疗后1个月，未见肿物残留，未见瘢痕增生。

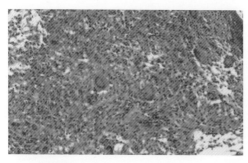
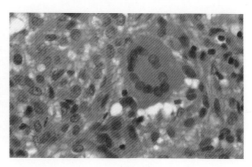

图42-4

激光切除物病理镜下所见：复层鳞状上皮下纤维组织增生变性，其间有组织细胞、淋巴细胞、浆细胞、多核巨细胞浸润。

病例 43

病　　史：患者，女，25岁，右眼上睑长有黄色肿物2个月。
临床诊断：右眼上睑黄色肉芽肿。

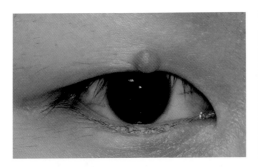
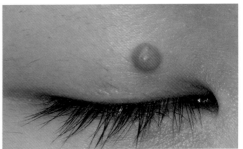

图43-1

激光治疗前，上睑可见黄色圆形肿物，大小约3 mm×3 mm，边界清楚。

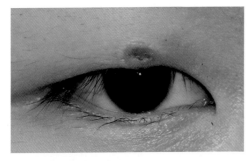
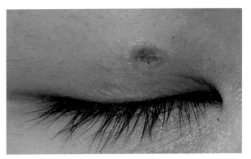

图43-2

激光治疗后即刻。

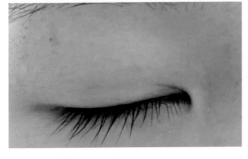
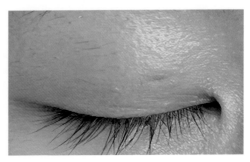

图43-3

激光治疗后1个月，未见肿物复发，未见瘢痕增生。

黄色瘤

黄色瘤属于脂质代谢障碍性皮肤病变，患者多伴有高脂蛋白血症和（或）高胆固醇血症。多见于中老年人，尤其是女性。病灶一般双眼同时发生，好发于上、下眼睑及内眦部。黄色瘤的治疗包括药物治疗（例如肝素钠注射）、手术切除等。

本节所有病例均因黄色病灶影响外观而就诊。部分患者因病灶太大，错过手术治疗机会，激光分次切除成为安全有效的选择，治疗时需注意以下几点：

（1）当病灶大小超过6 mm×6 mm，需分次激光切除。

（2）当激光治疗次数多于2次时，第一次治疗范围不要超过6 mm×6 mm，根据治疗效果及恢复情况，之后治疗时可适当扩大治疗面积。

（3）当病灶位于下睑时，一次切除面积不能过大，以防术后发生瘢痕性下睑外翻。

（4）根据黄色瘤病变特点，除了医生肉眼可见的黄色病变，在可见病变周围可能已有未可见皮下病变，因此开始激光治疗时，先沿着目标可见的黄色病灶周围扫射一圈，如皮下还有黄色病变，需往外再扫射一圈，直到皮下无明显病变，再沿着病灶基底部开始切除。

（5）患者如有高血压、糖尿病等基础疾病，激光切除过程中可能出现出血情况，如出血过多影响操作，先暂停治疗，压迫止血或电凝止血后，再继续操作。

（6）内眦部是眼睑最容易产生瘢痕的位置，如黄色瘤累及内眦部，病灶掉痂后可使用祛瘢膏，如牵拉明显，可以采用点阵激光治疗松解瘢痕。

（7）如病灶位于重睑线位置，瘢痕可能引起收缩牵拉，导致重睑变形，术前需与患者充分沟通。

病例 44

病　　史：患者，女，42岁，双眼上睑长有黄色肿物2年并逐渐变大。

临床诊断：双眼上睑黄色瘤。

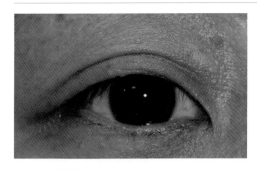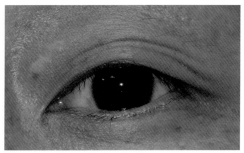

图44-1

激光治疗前，双眼上睑内侧见黄色隆起斑块，边界清楚，右侧大小约 4 mm×3 mm，左侧大小约5 mm×3 mm。

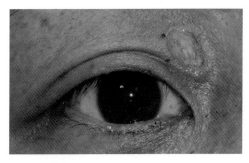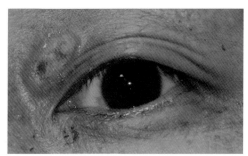

图44-2

激光治疗后即刻。

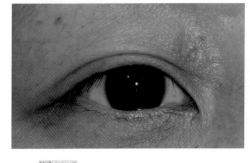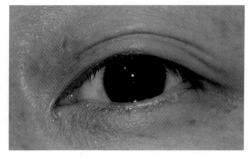

图44-3

激光治疗后1个月，治疗区域可见红斑，未见肿物残留，未见明显瘢痕增生。

病例 45

病　　史：患者，女，42岁，左眼上睑长有黄色斑块6个多月。

临床诊断：左眼上睑睑黄瘤。

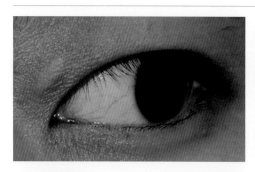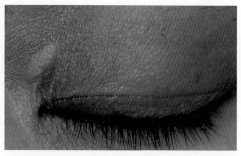

图45-1

激光治疗前，左眼上睑见扁平隆起的黄色斑块，大小约5 mm×3 mm，边界清楚。

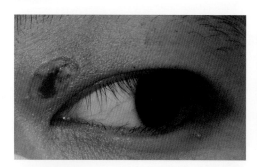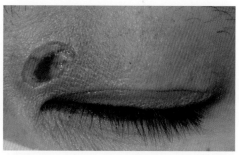

图45-2

激光治疗后即刻。

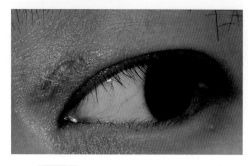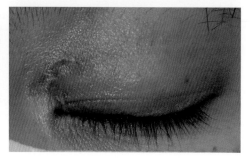

图45-3

激光治疗后1个月，激光治疗区域未见肿物残留，见少许瘢痕增生及色素沉着。

病例 46

病　　史：患者，女，49岁，右眼上睑长有黄色斑块3年。2年前曾手术治
　　　　　疗，手术后半年复发。

临床诊断：右眼上睑睑黄瘤。

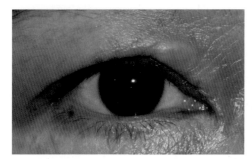
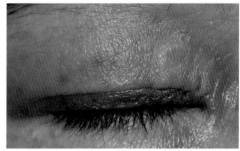

图46-1

激光治疗前，上睑见扁平隆起的黄色斑块，大小约5 mm×8 mm，边界清楚，肿
物近鼻上方处可见瘢痕。

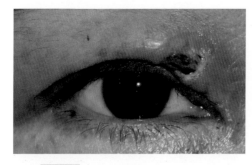
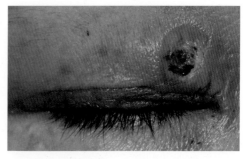

图46-2

第一次激光治疗后即刻。

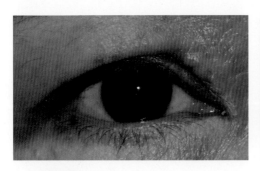
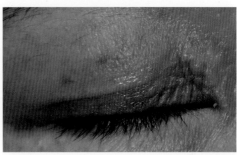

图46-3

第一次激光治疗后1个月。

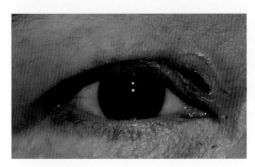

图46-4

第二次激光治疗后即刻。

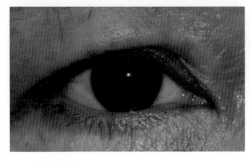
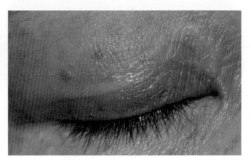

图46-5

第二次激光治疗后1个月，未见肿物残留，可见瘢痕收缩牵拉。

病例　47

病　　史：患者，女，44岁，双眼长有黄色斑块4年，斑块明显增大半年。

临床诊断：双眼上、下睑睑黄瘤。

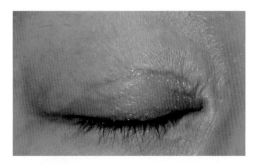
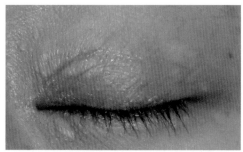

图47-1

　　激光治疗前，右眼上睑中间平行睑缘处见黄色扁平隆起斑块，边界清楚，大小约25 mm×7 mm；左眼上睑内侧2个黄色斑块，大小约8 mm×5 mm和5 mm×3 mm，边界清楚；双下睑内侧见小黄色斑块。

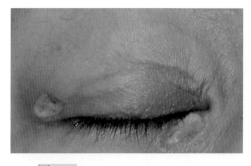
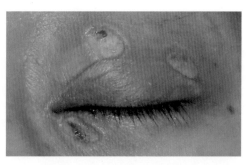

图47-2

第一次双眼激光治疗后即刻。

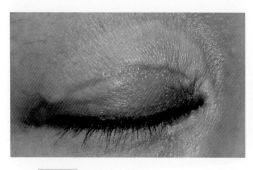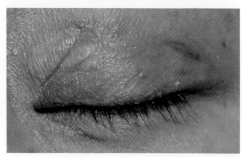

图47-3

第一次双眼激光治疗后1个月。

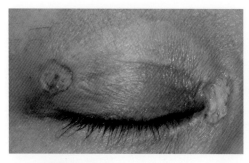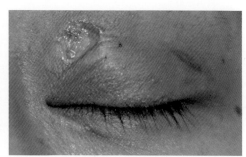

图47-4

第二次双眼激光治疗后即刻。

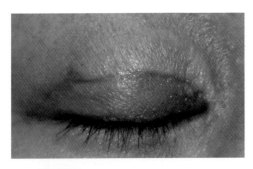
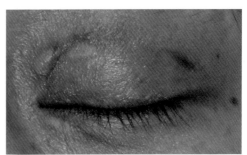

图47-5

第二次双眼激光治疗后1个月。

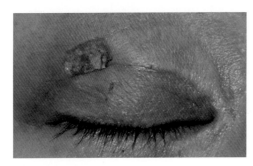

图47-6

第三次双眼激光治疗后即刻。

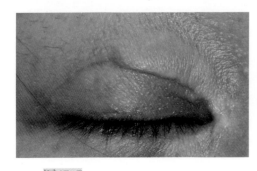
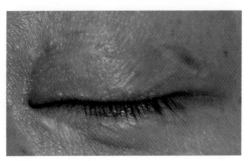

图47-7

第三次双眼激光治疗后1个月。

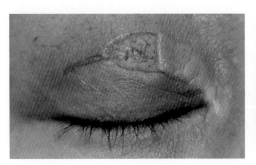

图47-8

第四次右眼激光治疗后即刻。

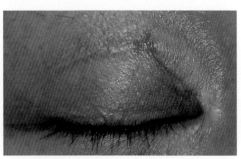

图47-9

第四次右眼激光治疗后1个月。

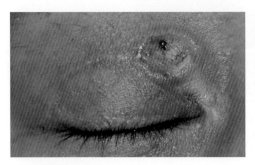

图47-10

第五次右眼激光治疗后即刻。

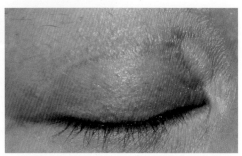

图47-11

第五次右眼激光治疗后1个月。

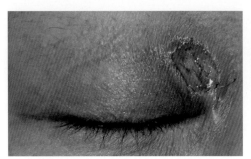

图47-12

第六次右眼激光治疗后即刻。

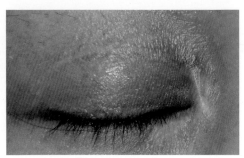

图47-13

第六次右眼激光治疗后1个月。

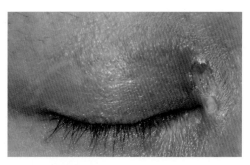

图47-14

第七次右眼激光治疗后即刻。

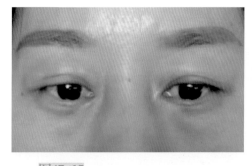 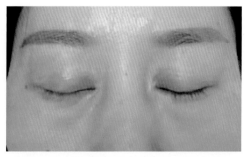

图47-15

第七次右眼激光治疗后1个月，第三次左眼激光治疗后5个月，未见肿物残留，未见明显瘢痕增生，右眼治疗区域鼻侧轻度瘢痕收缩牵拉。

病例 48

病　　史：患者，女，74岁，双眼上、下睑长有多个黄色斑块9年。曾外院注
　　　　　射平阳霉素，肿物未完全消退，近7年明显变大。

临床诊断：双眼睑黄瘤。

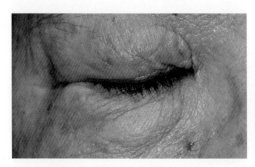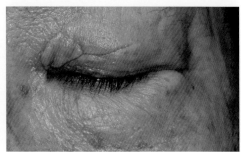

图48-1

激光治疗前，双眼上、下睑见多个黄色扁平隆起斑块，边界清楚，大小不一。

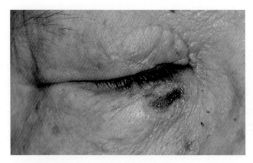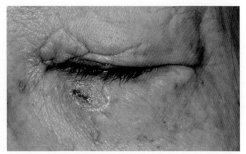

图48-2

第一次激光治疗后即刻。

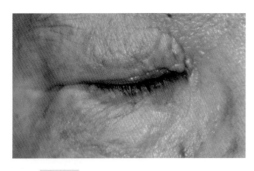 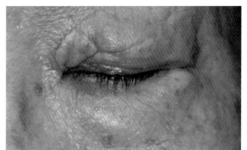

图48-3

第一次激光治疗后1个月。

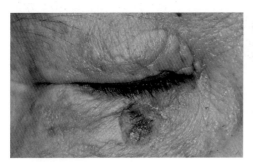

图48-4

第二次激光治疗后即刻。

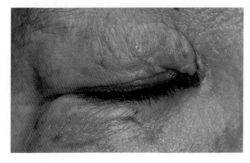 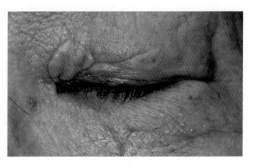

图48-5

第二次激光治疗后1个月。

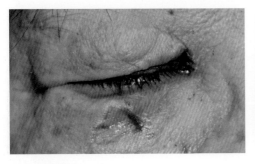

图48-6

第三次激光治疗后即刻。

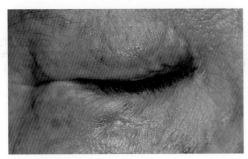

图48-7

第三次激光治疗后1个月。

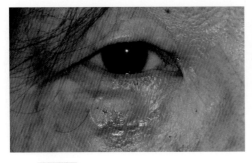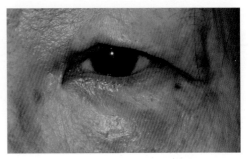

图48-8

第四次激光治疗后即刻。

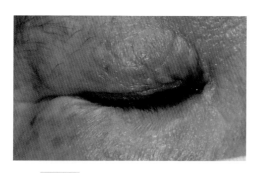

图48-9

第四次激光治疗后1个月。

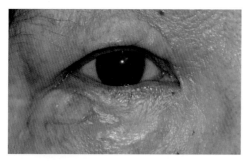

图48-10

第五次激光治疗后即刻。

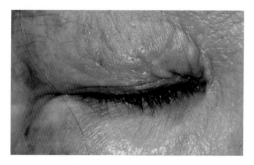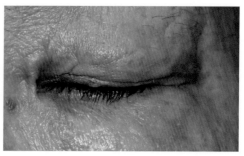

图48-11

第五次激光治疗后1个月。

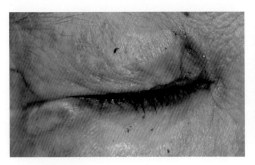

图48-12

第六次激光治疗后即刻。

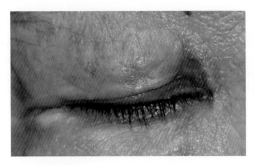

图48-13

第六次激光治疗后1个月。

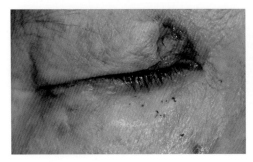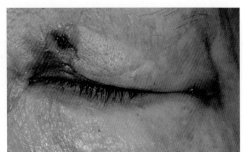

图48-14

第七次激光治疗后即刻。

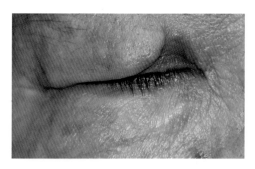

图48-15

第七次激光治疗后1个月。

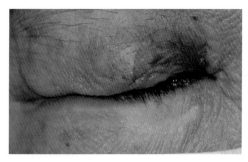

图48-16

第八次激光治疗后即刻。

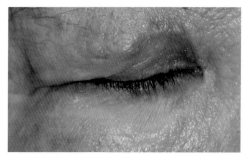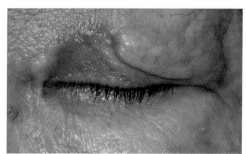

图48-17

第八次激光治疗后1个月。

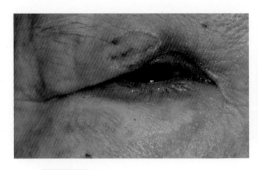

图48-18

第九次激光治疗后即刻。

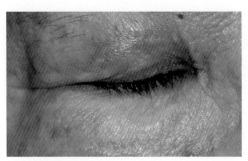

图48-19

第九次激光治疗后1个月。

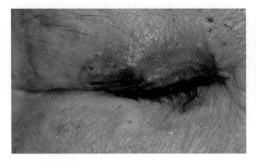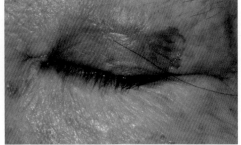

图48-20

第十次激光治疗后即刻。

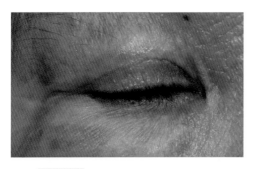
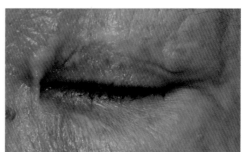

图48-21

第十次激光治疗后1个月。

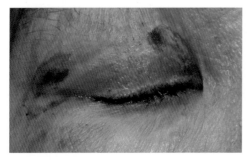

图48-22

第十一次激光治疗后即刻。

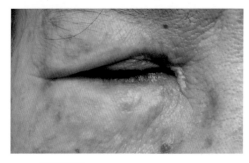
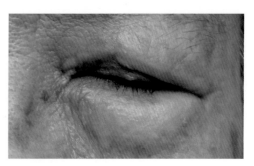

图48-23

第十一次激光治疗后1年，见部分肿物复发，未见明显瘢痕增生牵拉。

病例 49

病　　史：患者，女，48岁，双眼上睑长有黄色斑块6年。

临床诊断：双眼上睑黄色瘤。

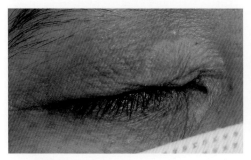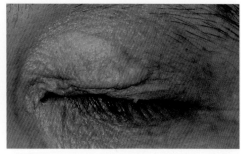

图49-1

激光治疗前，双眼上睑内侧见扁平隆起的黄色斑块，边缘清楚，右侧大小约10 mm×6 mm，左侧大小约15 mm×6 mm。

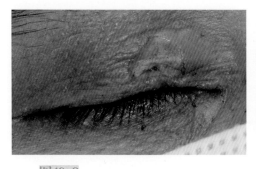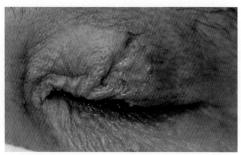

图49-2

第一次激光治疗后即刻。

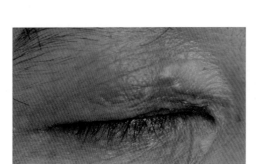
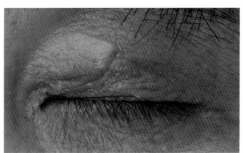

图49-3

第一次激光治疗后1个月。

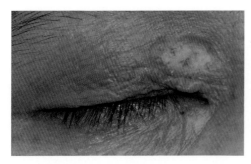
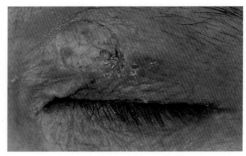

图49-4

第二次激光治疗后即刻。

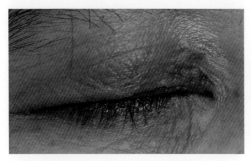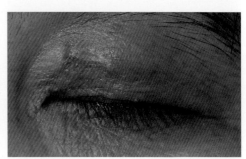

图49-5

第二次激光治疗后1个月。

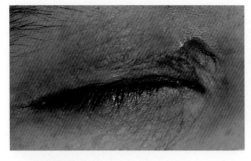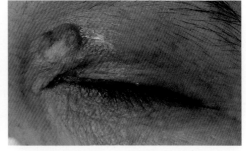

图49-6

第三次激光治疗后即刻。

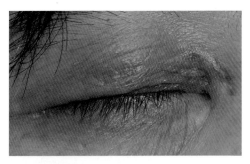

图49-7

第三次激光治疗后1个月。

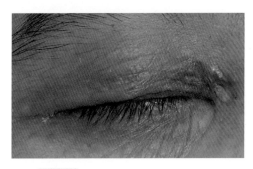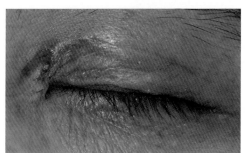

图49-8

第四次激光治疗后即刻。

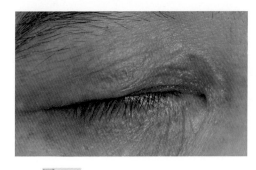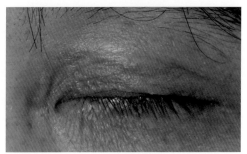

图49-9

第四次激光治疗后1个月，未见肿物复发，可见少许瘢痕增生及色素沉着。

病例 50

病　　史：患者，男，44岁，双眼上睑长有黄色扁平斑块6个月，近日斑块明显变大。

临床诊断：双眼上睑黄色瘤。

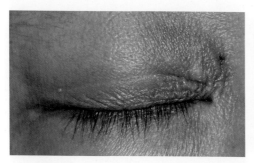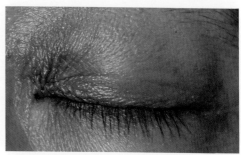

图50-1

激光治疗前，双眼上睑内侧见扁平隆起的黄色斑块，边缘清楚，大小约15 mm×7 mm。

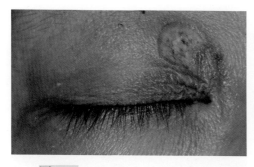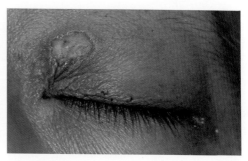

图50-2

第一次激光治疗后即刻。

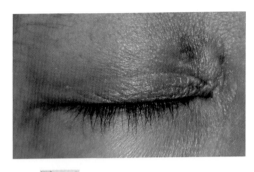

图50-3

第一次激光治疗后1个月。

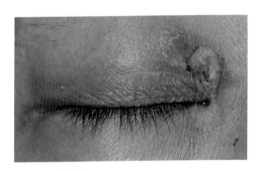

图50-4

第二次激光治疗后即刻。

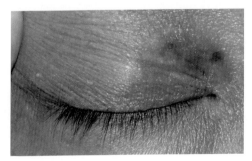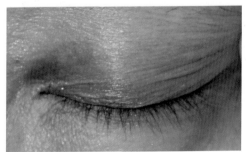

图50-5

第二次激光治疗后1个月。

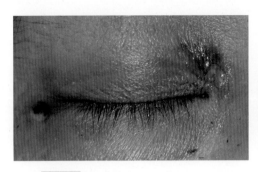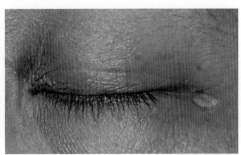

图50-6

第三次激光治疗后即刻。

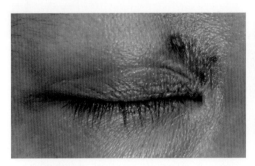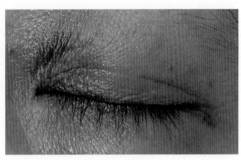

图50-7

第三次激光治疗后1个月，未见肿物复发，可见少许瘢痕增生及色素沉着。

参考文献

［1］范先群. 眼整形外科学［M］. 北京：北京科学技术出版社，2009.

［2］SHIELDS JA, SHIELDS CL. Eyelid, Conjunctival, and Orbital Tumors：An Atlas and Textbook［M］.3rd ed. Philadelphia：Lippincott Williams & Wilkins（LWW）, 2015.

［3］OMI T, NUMANO K. The Role of the CO_2 Laser and Fractional CO_2 Laser in Dermatology［J］. Laser Ther, 2014, 23（1）：49-60.

［4］CERVELLI V, GENTILE P, SPALLONE D, et al. Ultrapulsed fractional CO_2 laser for the treatment of post-traumatic and pathological scars. J Drugs Dermatol［J］. J Drugs Dermatol, 2010, 9（11）：1328-1331.

［5］KOTLUS B S, SCHWARCZ R M, NAKRA T. Upper Eyelid Fractional CO_2 Laser Resurfacing With Incisional Blepharoplasty［J］. Ophthalmic Plast Reconstr Surg, 2016, 32（4）：267-269.

［6］OUYANG H W, LI G F, LEI Y, et al. Comparison of the effectiveness of pulsed dye laser vs pulsed dye laser combined with ultrapulse fractional CO_2 laser in the treatment of immature red hypertrophic scars［J］. J Cosmet Dermatol, 2018, 17（1）：54-60.

［7］BALZANI A, CHILGAR R M, NICOLI M, et al. Novel approach with fractional ultrapulse CO_2 laser for the treatment of upper eyelid dermatochalasis and periorbital rejuvenation［J］. Lasers Med Sci, 2013, 28（6）：1483-1487.

［8］GOEL K, SARDANA K, GARG V K. A prospective study comparing ultrapulse CO_2 laser and trichloroacetic acid in treatment of Xanthelasma palpebrarum［J］. J Cosmet Dermatol, 2015, 14（2）：130-139.